Dr Louis LEMOINE

# La Suppuration

# des Kystes de l'Ovaire

... ON. — IMP. A. REY

# LA SUPPURATION

### DES

## KYSTES DE L'OVAIRE

# LA SUPPURATION

DES

## KYSTES DE L'OVAIRE

PAR

## Le D<sup>r</sup> Louis LEMOINE

―⟡―

LYON

A REY & C<sup>ie</sup>, IMPRIMEURS-ÉDITEURS DE L'UNIVERSITÉ
4, RUE GENTIL, 4

—

1903

A MON PÈRE ET A MA MÈRE

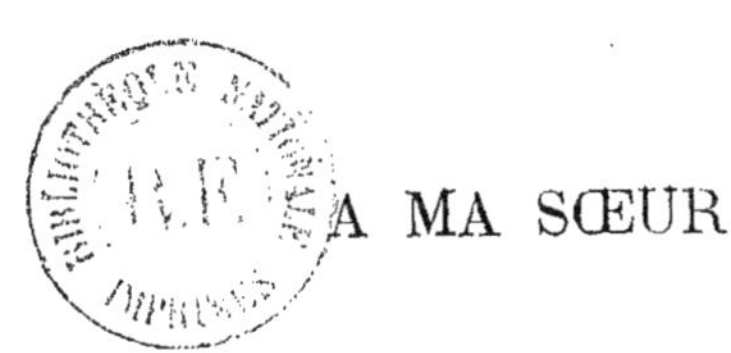
A MA SŒUR

A TOUS CEUX QUI ME SONT CHERS

# INTRODUCTION

*L'idée première de cette étude revient à M. le professeur agrégé* Auguste Pollosson ; *nous tenons à lui adresser ici nos sincères remerciements pour la bienveillance qu'il nous a toujours témoignée pendant notre stage dans le service de gynécologie et pour les conseils qu'il a bien voulu nous donner lorsque nous lui avons présenté ce travail.*

*Nous adressons également nos respectueux remerciements à M. le professeur* Maurice Pollosson *pour le grand honneur qu'il nous fait en acceptant la présidence de cette thèse.*

*Nous tenons aussi à assurer de notre gratitude nos maîtres de l'école de médecine de Dijon. Parmi ceux-ci, M. le Dr* Broussolle, *professeur à l'école de médecine, chirurgien de l'hôpital, a droit à toute notre reconnaissance pour la bienveillance amicale qu'il nous a toujours témoignée ainsi que pour les conseils qu'il nous a sans cesse prodigués durant notre vie d'étudiant.*

Nous avons divisé cette étude en quatre chapitres :

Dans un court historique, nous passons en revue les quelques cas signalés au début du xixe siècle, ainsi que les travaux publiés dans ces dernières années.

Dans un second chapitre nous examinons les différentes hypothèses pathogéniques, hypothèses que nous nous efforcerons de démontrer par des observations à l'appui.

Ensuite nous essayons de constituer avec les différents symptômes plusieurs types définis, puis nous examinons également l'aspect que présentent en clinique ces productions pathologiques, traduisant sur ce point les idées de M. le professeur A. POLLOSSON.

Dans un dernier chapitre, nous étudions rapidement le diagnostic différentiel et nous posons les principes du traitement.

Nous avons recueilli un certain nombre d'observations ; parmi celles que nous avons trouvées à Lyon, les unes ont été prises dans le service de gynécologie et sont dues à M. le professeur LAROYENNE ou à M. le professeur CONDAMIN ; quelques autres personnelles à M. le professeur A. POLLOSSON sont dues à sa bienveillance.

# LA SUPPURATION

## DES KYSTES DE L'OVAIRE

---

## CHAPITRE PREMIER

### HISTORIQUE

L'histoire de la suppuration des kystes de l'ovaire commence avec le XIX<sup>e</sup> siècle. HERBINIAUX de Bruxelles avait, il est vrai, en 1794 dans son *Traité d'accouchements*, signalé un kyste dermoïde suppuré de l'ovaire droit chez une femme dont il n'avait pu avoir l'enfant que par une craniotomie, ce kyste s'était ouvert dans le vagin. Mais ce n'est que quelques années plus tard que des observations plus détaillées sont exposées dans les Sociétés savantes de l'époque. En 1828, P. MARSHALL, dans les *Archives générales de médecine*, publie le cas d'un kyste dermoïde chez une malade morte d'hecticité. A l'étranger, RAIKERN de Gand signale en 1841 une observation suivie de quelques réflexions sur un vaste kyste ovarique, enflammé et suppuré, perforé, à la face interne duquel étaient implantées douze dents. En 1846, MONTGOMERY dans le *Dublin jour. of. medical*, parle d'un kyste de l'ovaire suppuré ouvert à l'extérieur. A côté de ces auteurs, d'autres comme CAPURON ou JOBERT

DE LAMBALLE, dans leurs traités ou leurs travaux sur les maladies des ovaires, restent muets sur ce point ; et il faut aller jusqu'au milieu du siècle, en 1855, pour assister à la présentation d'un kyste suppuré de l'ovaire qui s'est rompu dans la fosse iliaque et dans l'intestin ; c'est E. NÉLATON qui le présente à la *Société de chirurgie ;* Chassaignac, son maître avait diagnostiqué un cancer du rectum avec engorgement des tissus environnants et particulièrement des ganglions lymphatiques. Un an après (1856), LHONNEUR présente également à la même Société un cas de kyste pileux suppuré de l'ovaire, traité par les ponctions successives, mais néamoins à issue fatale. En 1860, la *Gazette des Hôpitaux de Paris* relate le cas publié par MEYER de Berlin dans la *Deutsche Klinick ;* l'observation plus succincte que les précédentes signale la présence de gaz dans la tumeur correspondant à un son tympanique très prononcé. Quelque temps plus tard, DESPRÉS lisait, à la *Société de chirurgie*, l'observation d'un kyste de l'ovaire uniloculaire enflammé ; c'est le premier cas que nous voyons qui aboutit à la guérison ; après l'exposé des symptômes et du diagnostic différentiel, il décrit sa méthode de traitement qui consiste à entretenir la fonte inflammatoire du kyste par la ponction et une canule à demeure et, pendant plus de huit mois, il suit jour par jour, les progrès de la résolution Après Després, GOSSELIN, dans une *Leçon clinique* faite à la Charité et recueillie par A. Dubreuil, examine et discute un cas d'inflammation et de suppuration d'un kyste de l'ovaire. Ici, mieux que précédemment, les différences entre les symptômes présentés par le kyste ovarique simple et le kyste suppuré sont mieux senties ; il insiste également sur l'obscurité de la fluctuation et en démontre la cause ; après une discussion serrée, il affirme le diagnostic de suppuration du kyste ; une ponction exploratrice confirme l'opinion du maître. L'année suivante, à la *Société de Chirurgie*, DEMARQUAY présentait une malade atteinte de kyste de l'ovaire adhérent à la paroi abdominale, renfermant un liquide fétide et des gaz, kyste qu'il avait traité et guéri par l'ouverture à l'aide du chlorure de zinc ; à cette occasion, il préconise au lieu de l'ovariotomie, dangereuse à son avis, l'ouverture large du kyste par la pâte au chlorure de zinc. Cette communication avait lieu à la fin de l'année 1870 ; jusqu'alors, les observations de kystes de l'ovaire suppurés étaient rares, c'est ce qui conduit GALLEZ à écrire en 1873 dans son *Histoire des kystes de l'ovaire :* « La suppuration des kystes de l'ovaire, des kystes dermoïdes en particulier, est un fait exceptionnel ; il en existe à peine quelques observations dans la science. »

Cependant à cette époque les ouvrages classiques de gynécologie commencent à consacrer quelques lignes à la suppuration des kystes de l'ovaire. Dès la première édition de son ouvrage, le professeur POZZI, dans un court paragraphe signale les causes probables de la suppuration. Puis KŒBERLÉ, dans un *Traité des maladies des ovaires* en 1878, étudie assez longuement l'étiologie et les symptômes et il déclare qu'il y a urgence et non-contrindication à opérer. BOINET, en 1878, de COURTY, en 1879, indiquent rapidement la question. GALLARD impute la suppuration au ramollissement des

parois, favorisé par la perpuéralité. A la même époque,
Lawson Tait, dans son livre, soutient simplement que
les kystes suppurés de l'ovaire sont confondus avec les
abcès de l'ovaire. En 1883, Spencer Wells, dans son
*Traité* des *maladies des ovaires*, passant rapidement
sur l'étiologie qu'il borne presque à la ponction, étudie
surtout les types cliniques correspondant à des variétés
pathologiques différentes; il parle même du contenu
du kyste converti en « liquide aniseux résultant de sa
décomposition », puis c'est l'évolution, le pronostic
qui l'intéressent. A ce moment aussi les étrangers s'oc-
cupent de la question : Arrhonson (Zur *Ruptur, Verei-
terung und Achsendrehung von Ovarialcysten)* traite
de la pathogénie des kystes suppurés. En Angleterre,
Bantock dans l'*Obstetric Journal Gr. Brit de Londres*,
publie une observation et, en Amérique, Gillette, dans
le *Am. J. Obs. New-York*, signale un cas de kyste
suppuré de l'ovaire se vidant dans l'intestin. Dans le
même journal, quelques années après, en 1884, De Voe
décrit un kyste suppuré de l'ovaire ponctionné, drainé
et en partie guéri. En province, dans la *Gazette médicale de Picardie*, en 1884, Trépan publie un cas de
kysteavec inflammation des parois. L'année suivante,
dans la séance du 6 mai 1885 de la *Société de chirurgie*, Horteloup présente un kyste uniloculaire suppuré
de l'ovaire droit, cette tumeur avait été examinée par
Nélaton qui conseilla la ponction et les lavages; le traitement dura trois années, mais la malade mourut peu
après d'un cancer du sein.

En 1886, Olshausen *(die Krankeiten des Ovarien)*
s'occupant de la pathogénie des kystes suppurés incri-

mine les adhérences avec l'intestin, surtout après la torsion du pédicule. GÜNTHER, de son côté, attribuait tout à ce dernier accident et THORN *Ueber die Achsendrehung der Ovarientumoren)* combat les conclusions de Günther pour n'envisager que le rôle des adhérences comme vecteurs des infections. En France, la question est reprise par POLAILLON, qui, dans l'*Union médicale* de 1888, note deux observations. Dans ses *Cliniques*, PÉAN, s'occupe de cette question et cite des observations dont une est rapportée dans la *thèse* de BARON de 1898 sur la Torsion du pédicule. En 1890, Pozzi traitant de l'*Origine intestinale de certaines oophoro-salpingites*, signale la fréquence assez grande pour lui des adhérences intestinales, et en particulier de l'appendice cæcal aux annexes. L'année suivante, en 1891, DELBET, dans son *Traité des suppurations pelviennes*, étudie d'une façon méthodique les kystes suppurés de l'ovaire: il traite séparément les kystes simples et les kystes dermoïdes, insistant sur la rupture dans les différents viscéres quand ces tumeurs liquides sont abandonnées à elles-mêmes. En 1892, LAIR, soutient à Lyon une thèse sur la *Rupture des kystes de l'ovaire* et naturellement, dans cette étude, il envisage parmi les conditions de la rupture du kyste, l'état des parois de ce dernier. Inspiré par un travail de Quenu, il distingue l'inflammation du contenant, de la suppuration du contenu, il cherche les causes en insistant surtout sur celles propres à la vie même du kyste, en dehors de toute action extérieure; il s'étend longuement aussi sur l'état du péritoine voisin toujours enflammé, dit-il, autour d'une tumeur, il termine par quelques observations à l'appui. A Lyon, également l'année suivante CHOGON étudie dans sa thèse les adhérences entre l'appendice et les annexes ; il rappelle les travaux de Clado sur le ligament appendiculo-ovarien et sous la réserve de l'opinion du professeur Laroyenne qui regarde comme moins fréquentes les adhérences entre l'appendice et les tumeurs de l'ovaire qu'entre ce même appendice et les annexes, il conclut à l'existence d'adhérences inflammatoires, vasculaires, très solides entre les kystes de l'ovaire et le diverticule cæcal.

En 1895, MANGOLD, dans sa thèse de Bâle, s'occupe surtout de la nature du pus contenu dans les kystes ; il étudie les différentes espèces microbiennes, leur virulence, leur association et les différents types cliniques qui résultent des affinités mutuelles de ces espèces avec leurs symptômes révélateurs. Après lui, BOUILLY, dans un article paru dans la *Gynécologie* du 15 juin 1896, fait une étude méthodique de la question. Après un court historique où il rappelle les travaux de Gallez, Delbet et Mangold, il passe en revue les causes de la suppuration de l'ovaire, étudie la nature de l'infection qu'il qualifie de saprophytique ou de septique suivant la qualité de l'élément infectieux, analyse les types cliniques, indique le traitement. Presqu'à la même époque, FÉRAUD, de Bordeaux, dans sa thèse, reprenait la question en s'inspirant des travaux et du plan de Bouilly. Puis RAIMONDI, dans sa thèse de Paris sur les kystes du ligament large, admet la possibilité de l'infection des kystes par l'intestin et le cæcum en particulier. En 1897, HEINRICIUS, de Helsingfors

(Finlande), au sujet d'un cas de kyste de l'ovaire suppuré après une fièvre puerpuérale, fait un examen
complet des lochies, de l'exsudat péritonéal et du contenu de la tumeur ; à l'appui de ses résultats, il cite
l'opinion des auteurs allemands Olshausen, Arrhonson,
Thorn, Mangold, déjà nommés et conclut en fixant aux
agents pathogènes quatre voies d'introduction : voie
lymphatique, sanguine, péritonéale et tubaire. En
même temps, TREUBE, d'Amsterdam, dans un article
intitulé *Appendicite* et *paramétrite*, s'occupe surtout
du rôle du ligament large dans les affections intestinales microbiennes. L'année suivante, en Amérique,
Ch. GREENE CUMSTOMS *(Septic infection of ovarian cys-
toma)* étudie surtout l'étiologie et la pathogénie et se
fait un chaud partisan de l'intervention immédiate.

A Berlin, MARTIN *(Die Krankheiten des Ovarien)* fait
jouer surtout un rôle au coli-bacille associé ou uni à
d'autres microbes et aidé dans son développement par
des causes adjuvantes telles que les traumatismes. En
1900, au *XIII Congrès international des Sciences médicales de Paris*, DELAGENIÈRE fit une communication
sur l'appendice dans les affections de l'utérus et des
annexes : pour lui, la tumeur kystique exercerait une
pression, une augmentation de la tension abdominale
et ce serait la cause de l'affection appendiculaire ?

Enfin, G. MICHEL, dans un article paru dans l'*Etoile
médicale* de Paris et relaté dans le *Bulletin médical*
traite longuement les rapports de l'appendice et de la
suppuration des kystes de l'ovaire ; dans une discussion
très serrée, après s'être assuré les témoignages histo-
riques, il échafaude les preuves cliniques et anatomi-

ques, il analyse et discute le rôle des adhérences, cite des statistiques, montre l'identité des bacilles de l'appendice et du kyste, note surtout la présence du coli associé ou non, les symptômes qui résultent de cet isolement ou de cette association, il termine en conseillant comme seul traitement l'ovariotomie.

Dans cet historique, on voit que les kystes suppurés de l'ovaire, pendant longtemps avaient surpris les auteurs qui se contentaient de les signaler avec leurs symptômes et, ce n'est que depuis quelques années qu'intrigués, gynécologues et chirurgiens s'attachèrent à leur étude et s'efforcèrent d'éclaircir un point souvent obscur, c'est-à-dire leur pathogénie.

# CHAPITRE II

## ÉTIOLOGIE. PATHOGÉNIE

La pathogénie des kystes suppurés de l'ovaire est en effet le point le plus intéressant de leur étude.

Avant d'aborder le fond même de cette question, peut-on découvrir un rapport entre la suppuration du kyste et *l'âge* de la malade ? Non, les kystes de l'ovaire sont surtout fréquents entre trente et quarante-cinq ans, mais on en observe également chez des jeunes enfants ou chez des filles avant la puberté ; leur suppuration, en raison même de leur étiologie diverse, n'est soumise également à aucune influence de l'âge ; ce que l'on peut dire, c'est que ce serait surtout pendant la vie génitale de la femme qu'ils ont des chances de s'enflammer. Dans nos observations, une jeune fille de dix-huit ans (Polaillon, obs. XXIX) et un enfant de cinq ans, cas publié par Bouchacourt, a présenté, la première, un kyste simple de l'ovaire, la seconde, un kyste dermoïde avec poils et dents, ces deux kystes étaient suppurés.

De plus, peut-on dire également que *les kystes dermoïdes soient plus aptes à suppurer que les kystes séreux ?* Delbet, dans son *Traité des suppurations pelviennes*, admet cette idée : pour lui, ces kystes d'un volume plus petit sont en connexion plus intime avec le tissu cellulaire pelvien, et leur inflammation reconnaîtrait souvent pour cause celle-là même qui préside au développement des abcès pelviens. Toutefois, après l'examen d'un grand nombre d'observations, nous n'avons pas trouvé, parmi les kystes suppurés, une prédominance des kystes dermoïdes, loin de là ; on ne peut donc assurer que la nature dermoïde du kyste soit une cause véritablement prédisposante de la suppuration.

Pour certains auteurs néanmoins, Mangold en particulier, la nature du contenu jouerait un rôle dans la genèse de la suppuration ; plus ce contenu serait épais, colloïde, caractère propre surtont aux kystes multiloculaïres, il serait favorable à la suppuration ; plus il serait séreux, ce serait le cas de kystes uniloculaires, moins il offrirait de chances d'infection. Mais le diagnostic entre les kystes uni et multiloculaires présente de réelles difficultés, et cette remarque ne peut offrir à la clinique que de faibles présomptions.

Ce que l'on peut affirmer, c'est que le liquide des kystes de l'ovaire est *aseptique*. La preuve en est facile ; dans le laboratoire elle a été faite par Chauffard et Widal ; Lannelongue l'a soutenu en constatant souvent l'innocuité de la rupture spontanée du kyste dans la cavité-péritonéale. Le liquide est donc aseptique; en revanche, c'est un excellent bouillon de culture où les microbes pathogènes et saprophytes trouvent une vie facile.

Mais si ce liquide, naturellement aseptique, peut s'infecter, quelles sont donc les voies d'entrée des microorganismes ? Autrement dit : **quelles sont les cau-**

ses, **quelle est l'origine de la suppuration des kystes de l'ovaire**.

Les microbes, pour pénétrer dans le kyste, peuvent suivre *trois voies ; ils viennent de l'extérieur* et sont apportés à la suite d'un traumatisme accidentel ou chirurgical, *ils viennent de l'intérieur, des organes voisins* du kyste ; enfin *ils régnent dans tout l'organisme*, l'infection est générale.

**Origine externe.** — La première voie, avons-nous dit, est la voie externe. En effet, il est indiscutable que la *ponction* exploratrice ou évacuatrice peut amener la suppuration dans les kystes de l'ovaire comme dans toute autre production pathologique kystique. Les observations ne sont point rares, surtout avant l'époque de l'antisepsie (Horteloup, obs. VI, Bouilly. obs.XXXVIII). Et ce qui prouve bien le rôle pathogène de la ponction, c'est que les anciens praticiens cherchaient à amener la résolution du kyste de l'ovaire par la suppuration et pour cela, ponctionnaient ces kystes et entretenaient l'écoulement purulent en maintenant des corps étrangers dans l'orifice. Actuellement, les chirurgiens malgré les précautions antiseptiques, s'abstiennent de ponctionner un kyste de l'ovaire.Mais dira-t-on, dans ce dernier cas, si la paroi, le trocart et les mains du chirurgien sont aseptiques, aucun germe ne peut pénétrer! Ceci est évident, mais le traumatisme causé par la ponction est capable de réveiller la septicité d'un kyste jadis infecté.

En effet, si nous avons cité en première ligne la ponction comme cause de la suppuration, notre intention ne se bornait point là, l'évidence du fait friserait la banalité. Mais le point sur lequel nous avons voulu insister est celui-ci ; c'est qu'une ponction, et ce qui est vrai de la ponction l'est aussi pour tout autre agent externe ou interne d'infection, peut introduire dans un kyste des éléments pathogènes qui, s'ils se développent pendant quelque temps, bientôt épuisent leur milieu nutritif, vivent meurent ou à l'état de saprophytes. Est-ce que la clinique ne nous montre pas chaque jour des malades chez qui les éléments pyogènes disparaissent après avoir fait du pus ? Dans les os, on trouve des vieux foyers purulents, jadis allumés par une fièvre typhoïde ; dans le foie, les abcès consécutifs à la dysenterie sont souvent trouvés stériles ; le gonocoque même obéirait à cette règle, puisqu'on cite un cas ce bartholinite suppurée mais stérile chez une femme atteinte de vaginite et de métrite gonococcienne. D'ailleurs, Pasteur avait déjà soutenu, lorsqu'il faisait ses études sur la maladie de la bière que les bactéries meurent dans le vieux pus.

Mais ces abcès, ces kystes peuvent se réveiller. Ne dit-on pas que les abcès froids soudain se réchauffent ? Les bactéries qui ne vivaient qu'à l'état saprophyte récupèrent leur virulence. Cette régénération se fait à la faveur de causes adjuvantes qui provoquent une poussée inflammatoire dans le kyste. Quelles sont donc *ces causes adjuvantes ?*

Traumatisme. — Le traumatisme vient en premier lieu. Une femme tombe dans un escalier (Bouilly, obs. XXXIII), huit jours après la malade meurt. une escharre s'était formée sur la paroi du kyste, était tombée et le liquide purulent s'était répandu dans la cavité abdominale, Dans ce cas le traumatisme est d'origine externe. Certains auteurs en admettraient un autre d'origine interne ; ils considèreraient la tumeur formée par une grossesse ou un fibrome comme capable d'amener par un traumatisme lent et constant la suppuration d'un kyste adjacent, en raison même des poussées inflammatoires que ce contact continuel provoquerait.

TORSION DU PÉDICULE. — Un traumatisme interne aussi, mais dont le mode d'action diffère, c'est la torsion du pédicule. Tous les auteurs qui se sont occupés de cet accident signalent l'évolution inflammatoire du kyste ; ils étudient plusieurs degrés dans la torsion ; Baron, dans sa thèse de Paris (1898) admet qu'au troisième degré, la circulation est complètement interrompue et qu'il s'y fait du sphacèle ; la paroi du kyste, privée d'éléments nourriciers, s'anémie et devient friable, elle prend une teinte feuille morte ou ardoisée, mais le sphacèle du kyste n'entraîne pas forcément la suppuration et même Schröder, en 1886, dans le *Central blatt für Gynecologie*, avant lui déjà Hartmann en 1894 dans les *Annales de Gynécologie* soutiennent que dans la péritonite consécutive à la torsion du pédicule, on ne trouve pas de microbes ; la fièvre serait le résultats de produits irritants résorbés par la séreuse péritonéale. Et même il serait possible que ce ne soit qu'avec une torsion incomplète du pédicule, qui entraîne seulement un ralentissement de la circulation veineuse, et par le fait même une exsudation séreuse ou sanguine que les accidents inflammateurs éclatent ; ils se produirait alors des adhérences qui, ainsi que nous le verrons plus tard contribuent ainsi à l'apport des microbes, s'ils n'existent pas déjà auparavant à l'état de saphrophytes. Baron cite une observation de Bouilly (observation XXV) : à l'ouverture du ventre, on trouve un kyste à pédicule tordu à parois sphacélées et à contenu purulent d'odeur fécaloïde, sans qu'il y ait perforation intestinale.

En Allemagne, Menge et Schauta citent chacun un kyste à pédicule tordu suppuré (Obs. IX à XIX). Un autre cas fort intéressant, relaté par Demarquay en 1870, paraît avoir eu pour origine un kyste à pédicule tordu (Obs. V.) Après avoir ouvert la paroi abdominale par des applications de chlorure de zinc qui établissent de solides adhérences dans une grande étendue, on trouve dans la plaie au bout de quelques jours une masse fongueuse ramollie ; on arrive sur le pédicule de cette masse gangrénée, pédicule que l'on détache facilement par un mouvement de torsion et, dit Demarquay, « il fut facile de constater que cette masse constituait un kyste développé dans le grand kyste de l'ovaire. — c'est la mortification du kyste secondaire qui avait amené l'inflammation du grand kyste de l'ovaire et qui produisait des gaz par sa décomposition, ce qui donnait au liquide ovarique une si grande fétidité ». Ce petit kyste, véritable germe de la suppuration, n'avait-il pas lui-même son pédicule tordu, puisqu'il fut si commode de détacher ce dernier en accentuant la torsion ?

Dégénérescence des parois. — Quelquefois, sans qu'il y ait eu torsion du pédicule, on trouve une dégénérescence des parois. Polaillon rapporte deux observations à ce sujet (Obs. XXVIII et XXIX) ; dans les deux cas, le kyste n'avait signalé la présence de la suppuration par aucun des symptômes habituels et ce fut une véritable trouvaille d'opération ; les parois se rompirent et il fut fort difficile d'extérioriser les kystes. Pourquoi l'enveloppe de ces kystes était-elle ramollie et dégénérée ? Dans le deuxième cas, il est vrai, la malade avait eu la fièvre typhoïde antérieurement et cette dégénérescence des parois pouvait elle n'être que secondaire, mais dans le premier cas, on ne découvrit rien.

HÉMORRAGIE INTRA-KYSTIQUE — Il est probable que cet état pathologique des parois tient à un accident assez fréquent dans les kystes de toute nature. Il s'est produit une hémorragie intra-kystique ; peut être y a-t-il eu aussi des troubles circulatoires dans cette paroi même du kyste dont le mécanisme intime nous échappe. Ces hémorragies intra-kystiques ne sont point rares ; nous en voyons encore une ces temps derniers dans le service du professeur Jaboulay : une religieuse fut très surprise un matin d'avoir une grosseur au cou ; cette grosseur était douloureuse et gênante ; on diagnostiqua une hémorragie à l'intérieur d'un petit kyste développé aux dépens de la glande thyroïde. Les kystes de l'ovaire n'échappent point à ces accidents et quand l'hémorragie est produite, quand les parois sont altérées, ou bien les hôtes du kyste trouvent de nouveau un milieu favorable ou bien les microbes étrangers y trouvent un accès facile.

MENSTRUATION. — Mais dans quelles conditions, ces hémorragies intra-kystiques peuvent-elles se produire ? Ici, le problème devient plus complexe, moins facile à résoudre. La menstruation qui congestionne tout l'appareil utérin est sûrement en cause ; même n'a-t-on pas incriminé le coït pendant les règles comme une cause de suppuration ? La menstruation, en effet, doit jouer son rôle, elle n'est probablement qu'une cause adjuvante, mais parfois nécessaire. Il est certains cas, telle l'observation de De Voe (*Améric Journ. of Obstetrics*, New-York 1884, Obs. XXVI), dans laquelle on voit une jeune fille qui, quelques jours après ses règles, vit son ventre grossir et soudain fut prise de fièvre intense avec un état général grave. Chez d'autres malades, l'affection débute au moment des règles et, souvent, il est difficille d'attribuer la suppuration à quelques pertes blanches ou à une constipation plus ou moins normale. Mais la grande cause de l'hémorragie intra-kystique réside dans un facteur que nous avons étudié, il y a un instant, c'est-à-dire dans la torsion du pédicule ; le contenu du kyste devenu hématique est, si nous en croyons Mangold, favorable aussi à la suppuration. Ainsi ces différents facteurs, traumatisme externe ou interne, torsion du pédicule, hémorragie intra-kystique, dégénérescence des parois, s'entr'aident et concourent au même but sans que la part de chacun fût toujours bien facile à établir, mais tous favorisent le retour à la virulence de microbes antérieurement apportés par la voie externe ou par les deux autres voies que nous allons maintenant étudier.

**Infection de voisinage**. — Tout d'abord, l'infection est une infection de voisinage ; cette nouvelle voie

se divise en deux: la *voie génitale* et la voie *intestino-
péritonéale.*

Voie génitale. — Dans ce cas, les agents de la suppuration seraient véhiculés principalement par les
vaisseaux sanguins ; ainsi que le dit Henricius « à la
suite d'une endométrite putride, une veine thrombosée
du placenta sera infectée, infection qui, par cette voie,
se propage dans le plexus spermatique, de celui-ci,
par les veines, dans la paroi du kyste, si finalement la
matière infectée pénètre dans la tumeur ». Henricius
apporte à l'appui de cette hypothèse une observation
citée plus loin (Obs. XXI); c'est un kyste de l'ovaire
suppuré après une fièvre puerpérale ; lochies, exsudat péritonéal, contenu des kystes furent examinés ; il
trouva des cocci aux caractères et affinités presque
identiques qui lui permirent d'affirmer l'origine puerpuérale de la suppuration.

Dans d'autres observations, citées par Mangold, de
kystes suppurés après un accouchement, on voit dans
l'analyse bactériologique du pus, des streptocoques ;
dans les observations XXXIV, XXXV, XXXIX, XLIV,
tantôt c'est un écoulement lochial fétide, tantôt un
passé utérin, tantôt des pertes, symptômes probables
d'une annexite ou d'une métrite qui ont amené la suppuration du kyste.

Voie péritonéale — *Trompes.* — L'infection par les
organes voisins se produit, avons-nous dit, selon un
deuxième mode par la voie péritonéale et, ici, les vaisseaux lymphatiques surtout entrent en jeu. Quelques
auteurs, Delbet entre autres, admettent la propagation
de l'infection d'une trompe infectée à un kyste de l'o-

vaire ; il cite à cet effet le cas de Goodell où le kyste de l'ovaire avait dû sa suppuration à un pyosalpinx voisin. L'hypothèse est très plausible, car souvent la trompe est adhérente à la tumeur kystique et il est bien naturel que toute inflammation de la trompe puisse retentir sur le kyste adjacent, soit par les lymphatiques qui pénètrent dans le pédicule, soit par les adhérences dues aux poussées de péritonite. Pozzi ajoute: « Les adhérences avec les trompes enflammées ont parfois vraisemblablement permis l'accès des microbes. » Cabaniols, dans une thèse de Paris de 1896 sur les kystes tubo-ovariens, cite également plusieurs cas. Nous n'avons pas trouvé de cas analogues et, bien plus, dans les observations du service de gynécologie de Lyon, nous avons trouvé un cas intéressant qui montre bien comme il est difficile d'établir des lois en clinique. Dans une laparotomie, qui fut faite le 8 décembre 1900, M. Condamin, après l'incision de la paroi, arrive sur une masse dont l'enveloppe donne l'aspect d'un kyste ; il ponctionne cette tumeur au trocart ; au niveau de l'ouverture s'échappe un liquide clair, jaunâtre, tandis que par la canule s'échappe un pus blanchâtre, épais. Cet abcès paraît avoir pour siège la trompe alors que dans le kyste était contenu un liquide jaune brun, sous forte pression ; on constate alors que kyste de l'ovaire et pyosalpinx sont accolés l'un à l'autre. Mais cette coïncidence pathologique n'infirme nullement l'hypothèse d'une infection d'un kyste par la trompe voisine. D'ailleurs, la présence seule de la séreuse abdominale enflammée à la suite de couches détermine souvent la suppuration du kyste (Schwartz, Obs. XXII) ;

même la péritonite peut guérir et le kyste attendre plusieurs mois avant de manifester bruyamment son existence. L'infection péritonéale d'origine utérine est bien
établie. Il nous reste un point plus intéressant et qui
a plus vivement intrigué les auteurs, c'est l'infection
d'origine intestinale.

INTESTIN. — Bien des auteurs ont admis ce genre
d'infection ; Olshausen, le premier, parle du rôle de
l'intestin ; Delbet l'admet également et même ajoute,
qu'en douze heures, des adhérences peuvent s'établir.
Pozzi reconnaît la fréquence assez grande des adhérences, la richesse de celles-ci en lymphatiques, les cas
fréquents de suppuration des annexes à la suite d'enté-
rite ou de fièvre typhoïde, ainsi que les erreurs fréquentes commises en prenant pour des poussées de
pérityphlite, les oophoro-salpingites. Bouilly admet
l'infection par continuité des tissus, mais rarement.
Féraud rapporte un cas de Page où la suppuration est
due à un abcès du tissu cellulaire rétro-cæcal. Raimondi, dans ses études des kystes du ligament large,
admet l'infection par le cæcum. Greene-Cumston soutient également la cause des adhérences. Les traités
récents de Duplay ou de Labadie Lagrave et Legueu
partagent également la même opinion.

Ce seraient donc les adhérences intestinales qui seraient le chemin par où passeraient les microbes venant
de l'intestin. Dans nos observations, nous pouvons
dire que, dans un très grand nombre de cas, l'opération révèle la présence d'adhérences intestinales ;
dans l'observation de Meyer (Obs. II, c'est un kyste
adhérent à l'S iliaque) ; je ne parle pas de celle de

Nélaton où un trajet fistuleux fait communiquer kyste et rectum ; Menge cite trois cas d'adhérences intestinales et la pathogénie est confirmée par la présence du *Bacterium coli commune* dans le pus; Lohlein également cite un cas d'adhérences de la tumeur au côlon (Obs. VII) ; dans les observations du service de gynécologie, nous en trouvons également (Obs. XLII et XLV). De plus, bien des cas de suppuration après fièvre typhoïde, suppuration dans laquelle on a trouvé notamment le bacille d'Eberth, peuvent être dus, surtout ceux à marche chronique, à une contagion intestino-péritonéale et non à une infection généralisée, c'est justement là que la présence d'adhérences intestinales fait pencher plutôt la balance en faveur d'une infection locale qu'en faveur d'une infection générale (Lhonneur, Obs. I).

Appendice. — Dans le rôle de l'intestin comme agent causal de l'infection, une place toute particulière est réservée à l'appendice. Pour la première fois, deux auteurs américains, Kealing et Voe, admettent la propagation de l'infection par l'appendice malade. Le professeur Pozzi, en 1890, fait une communication à la Société de chirurgie sur l'origine intestinale de certaines oophoro-salpingites par l'intermédiaires d'adhérences les réunissant à l'appendice iléo-cæcal enflammé. Plus tard, en 1892, Fritsch de Bonn soutient que l'appendicite est une cause de paramétrite. Treub, dans la *Revue de gynécologie* de 1897, émet, à ce sujet, une idée fort originale ; pour lui, « la cause de l'immunité relative de la femme, en fait d'appendicite, se trouverait dans la connexion intime entre le méso-appendice et le liga-

ment large droit ; ce ligament jouerait le rôle de déver-
soir des produits microbiens venant de l'appendice. »

Enfin, Michel de Nancy publia, à ce sujet, en 1900,
trois observations prises dans le service de Gross, qu'il
fit paraître en les accompagnant d'un examen très méthodique de la question (Obs. XLVI, XLVII, XLVIII).

Les rapports et effets entre l'appendicite et les
annexites sont un fait clinique de chaque jour ; les
erreurs sont fréquentes : combien de typhlites, de
pérityphlites ou appendicites n'étaient, une fois le
ventre ouvert, que des annexites. Et même, M. Tixier
a pu dire, dans le *Lyon Médical* de 1900 : « L'appendicite est la grande simulatrice des maladies de l'abdomen. » A ce sujet, Delagenière lut, au 13e Congrès
international des Sciences médicales de Paris en 1900,
un mémoire sur le rôle de l'appendice dans les affections de l'utérus et des annexes. Jadis, en clinique, on
ne voyait entre appendicites et annexites qu'une coïncidence ; actuellement, on y cherche des rapports.

A ces preuves cliniques s'en ajoute une autre anato-
mique : c'est l'existence du ligament appendiculo-
ovarien. « En relevant l'appendice, dit Clado *(Mémoires
de la Société de Biologie* de 1892), on voit un ligament
sous forme d'un repli péritonéal qui part du méso pour
aller se continuer avec le bord supérieur du ligament
large ; il est falciforme à concavité supérieure ; sa partie
moyenne la moins haute répond aux vaisseaux iliaques
et mesure 1 à 2 centimètres de hauteur. Ce ligament
est presque constant et il représente un organe établissant des communications entre l'ovaire et l'appendice.
D'ailleurs, on en trouverait quelquefois des vestiges

chez l'homme sous forme d'un petit repli qui croise les vaisseaux iliaques et se perd dans le bassin. » Ce ligament est admis par la plupart des chirurgiens, par Durand, Berkley, Treub, Tuffier, Jeanne; d'autres cependant comme Bérard, Barnsby ne le regardent pas comme constant. Ainsi, l'infection par contiguïté ne peut être admise dans tous les cas, il faut un contact immédiat.

Alors plusieurs hypothèses sont possibles : ou bien *c'est l'appendice qui vient se mettre en rapport avec les annexes*, hypothèse très plausible, puisqu'il suffit d'une exagération de la position sous-cæcale de l'appendice (sur 106 observations d'autopsie, 68 cas de position sous-cæcales, 34 fois pénétration dans le bassin). Quand il y a incursion de l'appendice dans le bassin, il peut y avoir contact immédiat entre l'appendice et les annexes ; à chaque poussée inflammatoire, à chaque époque menstruelle, les parois du kyste pourront être modifiées, des adhérences pourront s'établir et l'infection se produire. Routier présenta à la Société de chirurgie, en 1898, un cas d'hématocèle suppurée par le contact d'un appendice enflammé. Dans la deuxième hypothèse, *ce sont les annexes qui se rapprochent de l'appendice* et échangent avec lui par des adhérences leurs produits microbiens. Cependant, les adhérences entre l'appendice et les annexes ne sont pas très fréquentes. Lawson-Tait les traitait de « curieuses et exceptionnelles ». Olshausen en aurait vu 7 cas sur 200 ovariotomies; Shcröder, 2 cas sur 300 ; Terrier, 3 sur 200 : Terrillon, 1 sur 200 ; Jentzer, dans les *Archives de tocologie*, signale une adhérence du kyste avec

le côlon et l'appendice , Vautrin, 1 cas avec adhérence
à un kyste dermoïde droit et même chose, plus singu-
lière, dans la thèse de Chongnon, de Lyon, les cas où
on trouve des adhérences ne sont pas des kystes suppurés et, bien plus, il peut y avoir coexistence d'appendicite et de kyste de l'ovaire sans suppuration; par
conséquent, lorsqu'il y a des adhérences entre un
kyste de l'ovaire et l'appendice, la suppuration n'est
pas obligatoire, il faut une appendicite très virulente
et, d'ailleurs là, comme dans les autres modes d'infection, une seule cause souvent ne suffit pas, une véritable
association est nécessaire. Michel cite à l'appui de sa
discussion trois observations ; dans la première, on
n'aurait aucun renseignement sur l'état de l'appendice, -
mais la présence d'un point douloureux dans le côté
droit ainsi que l'existence de troubles gastriques
seraient l'indice d'une légère poussée appendiculaire ;
de plus, une grossesse par ses modifications circulatoires et mécaniques aurait aidé à la propagation de
l'infection. Le pus examiné aurait montré du coli-
bacille et la laparotomie des adhérences du kyste avec
l'appendice. Dans les deux autres observations, l'examen bactériologique ne donne aucun renseignement;
mais l'étude anatomo-pathologique de l'appendice et des
parois du kyste nous montre des lésions telles qu'il faut
admettre une relation entre la suppuration du contenu
kystique et l'adhérence appendiculaire de la paroi du
kyste. Dans les observations que nous avons emprun-
tées au P. Bouilly, il nous semble que deux cas
(Obs. XXXI et XXXVII) paraissent avoir pour origine
une poussée appendiculaire; ce sont deux kystes der-

moïdes droits suppurés ; les douleurs ont eu un début brusque et, même dans un cas, elles furent prises pour des coliques néphrétiques , il y eu du tympanisme, des vomissements ; chez la première malade, la crise se reproduisit plusieurs fois; à la laparotomie, on ne parle pas chez celle-ci d'adhérences intestinales, mais chez la seconde, elles sont soigneusement notées. Ces kystes qui, en raison de leur nature, sont baignés dans le tissu cellulaire pelvien, sont bien susceptibles de s'être enflammés à la suite d'un abcès péricæcal, lui-même d'origine appendiculaire. En résumé, l'infection des kystes de l'ovaire reconnaît donc comme origine interne ou bien une infection d'origine génitale, due au concours des vaisseaux sanguins, ou une infection d'origine péritonéo-intestinale, due au concours des vaisseaux lymphatiques.

**Auto-Infection.**— Il ne nous reste plus à examiner que la pathogénie de la suppuration par auto-infection. Ce sera le troisième mode d'infection des kystes de l'ovaire. Dans ce cas, le fait n'est pas douteux ; un kyste de l'ovaire comme tout organe ou production pathologique peut suppurer quand l'organisme entier est infecté : « Dans l'état pyénique, dit Heinricius, les matières infectieuses en circulation peuvent pénétrer dans le kyste par l'intermédiaire de parties détachées de thromboses infectées ». En effet, c'est une constatation clinide chaque jour, qu'au cours d'une fièvre typhoïde ou d'une septicémie puerpuérale par exemple, des abcès se forment sur des points quelconques de l'organisme ; les abcès musculaires post-typhiques ne sont point rares.

Pour les kystes de l'ovaire, la *fièvre typhoïde* est capable d'exercer son action par auto-infection ; il faut bien l'admettre quand il n'existe pas d'adhérences. Werth signale une observation de kyste dermoïde (Obs. XIV) contenant du bacille d'Eberth dans le pus. Sudeck (Obs. XV) fait une communication analogue et on trouve aussi le bacille d'Eberth. Polaillon (Obs. XXIX) cite également ment un cas de kyste suppuré postérieur à une fièvre typhoïde et n'ayant provoqué aucun symptôme.

Après la fièvre typhoïde, la *grippe* (Bouilly, Obs. XXXVI) est signalée comme cause d'infection d'un kyste de l'ovaire ; dans cette observation, on a affaire plus à une infection générale par voie sanguine qu'à une infection de voisinage par adhérence intestinale, car l'intoxication de l'organisme est telle qu'il y a même des symptômes de paralysie des extenseurs.

La *septicémie puerpuérale*, dans ses formes graves agit plus par infection générale sanguine que par infection locale périutérine.

Nous avons également trouvé une observation de Schwartz (Obs. XXIV) où la malade, née de père tuberculeux, elle-même tuberculeuse, est porteur d'un kyste qui, s'il a commencé à se développer depuis huit ans, évolue et se signale depuis deux ans surtout et, les symptômes, la marche, la nature du pus lui-même qui n'est qu'un magma caséeux jaunâtre, tout prouve nettement que l'origine est due à la *tuberculose*.

La *pneumonie* également paraît pouvoir être incriminée (Schauta, Obs. XIX), mais les détails sont trop succincts ici pour qu'on puisse affirmer la pathogénie de la suppuration; le pédicule était tordu; dans le pus se trouvaient des diplocques et la malade mourut d'infection pneumonique.

On a incriminé également la *blennorragie*, mais nous n'avons pas trouvé d'observation.

Tavel et Herzfeld (Obs. XVII et XVIII) parlent d'*infection staphylococcienne* sans préciser.

On n'a pas non plus de cas dus à la *malaria*.

Ainsi, soit par auto-infection, soit par infection de voisinage, soit par infection externe, les kystes de l'ovaire sont menacés de la suppuration et, comme l'importance est grande pour le clinicien de prévoir et de reconnaître cette complication, il trouvera les indices révélateurs dans l'étude des symptômes propres à la suppuration des kystes.

# CHAPITRE III

## SYMPTOMES. — MARCHE. — PRONOSTIC

Parmi les symptômes des kystes de l'ovaire, il y en a deux qu'on retrouve sans cesse et qui, pour ainsi dire, sont pathognomoniques ; ce sont le *rapide accroissement de la tumeur* et la *présence de douleurs*. Les kystes de l'ovaire évoluent lentement, sauf quelques-uns de nature maligne qui croissent avec plus de rapidité ; dans nos observations fréquemment, on trouve des kystes de l'ovaire connus de la malade depuis des années et qui restent stationnaires pour se développer rapidement un jour à la suite d'une des causes énoncées au chapitre précédemment (Després, Obs. III), tumeur existant depuis quatre ans, observation de Gosselin (IV) depuis dix-huit mois — observation de Demarquay (V) depuis trois ans — observation de Mangold (XX) depuis six à huit ans ; tous ces cas se signalent par un développement rapide.

Bouilly (Obs. XXXII), depuis deux ans, accroissement rapide depuis six mois ; Bouilly (Obs. XXXVIII), depuis un an, accroissement rapide depuis six mois ; (Obs. XLII), depuis huit ans, accroissement rapide depuis deux ans.

Le second symptôme cardinal est, avons-nous dit, la

présence de douleurs ; douleurs dans le ventre, douleurs irradiées aux cuisses et aux lombes ; quelquefois elles prennent la forme de crises suivies d'une sédation des accidents ; quelquefois elles sont constrictives donnant la sensation d'une barre ; quelquefois elles se bornent à des malaises ou à quelques lancées ; dans deux observations cependant elles manquent (Obs. de Polaillon, Obs. XXVIII, XXIX) et cette absence trouve, je crois, son explication. Car quelle est ici la physiologie pathologique de cet élément ? L'examen du kyste fait après l'opération ou à l'autopsie montre dans tous les cas une paroi épaisse ; dans une observation, ce serait une véritable coque, puisqu'elle mesurerait 1 centimètre (Sudect, Obs. XV) ; il est indiscutable qu'une telle paroi, sans présenter même l'épaisseur qu'elle a dans ce dernier cas, manque totalement d'extensibilité et par conséquent, est une cause de douleurs locales auxquelles peuvent s'ajouter des phénomènes douloureux dus à la compression du nerf ou, par acte réflexe, des troubles de toute nature. Et justement dans les deux cas de Polaillon (Obs. XXVIII et XXIX), la paroi du kyste est trouvée friable, ramollie, infiltrée ou se déchirant à la moindre traction ; la collection purulente ne serait pas bridée par une enveloppe résistante et ainsi aucune douleur ne serait provoquée.

De plus, le symptôme douleur est parfois le signe révélateur de la présence d'un kyste de l'ovaire jusquelà ignoré par la malade ; ainsi, à la suite d'un accouchement, le ventre reste gros, on croit à un utérus inerte, on examine soigneusement, et en découvre la véritable affection. (Henricius, Obs. XXI, Schwartz,

Obs. XXII; Bouilley, thèse de Baron, Obs. XXV, Bouilly, Obs. XXXV, etc.).

Après cet examen des deux symptômes principaux communs à tous les cas, nous allons procéder à l'étude de la séméiologie et, pour cela, nous ferons une étude plus clinique que théorique et nous essaierons de ramener les manifestations des kystes suppurés de l'ovaire à deux types principaux, à ce que nous appelerons le type péritonéal et le type cachectique, en créant toutefois une place pour un type mixte.

FORME AIGUE OU TYPE PÉRITONÉAL.. — Par cette expression, nous entendons un type clinique où les accidents présentent l'allure de la péritonite. La malade se plaint de douleurs parfois très vives au niveau de l'abdomen, celles-ci s'irradient souvent aux lombes ou aux membres inférieurs; ces douleurs sont accompagnées de fièvre; celle-ci ordinairement varie entre 38°5 et 39°, mais parfois elle s'élève jusqu'à 40°, le pouls est petit rapide, quelquefois incomptable; il va jusqu'à 110, 120 et au delà; parfois aussi, dans des formes très graves, et Delbet en rencontra plusieurs cas, il y a «.incongruence, dit-il, entre le pouls et la température.» Une pareille fièvre est accompagnée de frissons et très souvent aussi les vomissements apparaissent; ils sont bilieux, verdâtres; la diarrhée, plus que la constipation est fréquente, les urines sont rares, quelquefois albumineuses, la miction peut être difficile; la malade perd l'appétit, elle digère mal; sa respiration se précipite, c'est une oppression continuelle; son visage est pâle, contracté; quelquefois, elle présente un teint plombé, terreux; elle est amaigrie et bientôt les forces de la pa-

tiente ont complètement disparu. Et si on n'intervient
pas immédiatement, l'échéance fatale arrive, non pas avec
la même rapidité que dans la péritonite, puisqu'on voit
des malades rester dans cet état pendant quinze jours,
trois semaines. Quelquefois aussi la marche clinique
emprunte à l'affection causale des caractères spéciaux
comme dans l'observation de Bouilly (Obs. XXXVI),
ou la suppuration du kyste est consécutive à une atta-
que de grippe ; ici en plus des symptômes déjà énoncés
plus haut, la malade, par infection généralysée, présente un état demi-comateux, subdélirant et, de plus, une
paralysie des muscles extenseurs du pied.

FORME CHRONIQUE OU TYPE CACHECTIQUE. — A côté de
ce typé dit péritonéal, nous en avons créé un autre dit
type cachectique, c'est-à-dire type à évolution chronique sans symptômes bruyants, mais avec une
action prédominante sur l'état général. Ici, les douleurs existent toujours, mais elles sont plus sour-
des, ce sont des malaises, les irradiations sont moins
fréquentes ; la fièvre est souvent absente, elle se borne
à un mouvement fébrile : le pouls est peu élevé ; les
vomissements existent, d'ailleurs on les voit même
dans les kystes séreux de l'ovaire ; dans un cas, pendant quelque temps, ils ont pris le caractère incoer-
cible ; la malade, plus fréquemment que dans le type
précédent, a de la diarrhée et même, la nuit, elle est
couverte de sueurs qui entraînent parfois une insomnie
pénible ; tout appétit a disparu et, ce qui domine surtout,
c'est l'état cachectique de la malade, son visage amaigri,
son manque de force total qui l'oblige à s'aliter pendant
de longs mois et qui se traduit aussi par l'œdème aux

jambes. Et la mort survient au milieu d'une cachexie qui en a imposé parfois pour la cachexie tuberculeuse ou néoplasique. Ce qui est une preuve de cette marche silencieuse, c'est l'observation XXIV, due à Schwartz ; c'est un kyste suppuré par tuberculose ; on pose le diagnostic de péritonite tuberculeuse et, à l'opération, on trouve le kyste rempli d'un magma caséeux. Il faut remarquer aussi que les suppurations post-appendiculaires des kystes peuvent donner lieu à des crises aiguës qui bientôt s'atténuent et la maladie reprend une marche chronique.

A côté de ces deux types classiques principaux, il y a place pour un troisième qui présente des caractères mixtes, c'est-à-dire qu'on trouve ici, tantôt des symptômes assez aigus qui cèdent rapidement, tantôt une marche cachectique rapide, ils empruntent les caractères à l'un et l'autre type (Bouilly, Obs. XXXVIII).

Après cette étude, il nous semblerait peut-être que chaque type clinique obéit à sa pathogénie ; ce serait une impression qui nous resterait après un examen attentif des observations ; les phénomènes de péritonite, le type aigu péritonéal enfin, serait d'origine utérine, les phénomènes de cachexie, le type chronique, cachectique, enfin, serait d'origine intestinale. Alors le troisième type serait réservé à ces cas d'étiologie diverses : ponction, torsion du pédicule, traumatisme qui, après une réaction en général assez vive, bientôt s'atténuent. Mais ce ne serait là qu'une hypothèse et la question est trop délicate pour que nous osions ici apporter une affirmation.

Avant de passer à l'évolution de ces kystes, un autre

point reste à signaler ; nous voulons parler des symptômes physiques. Ce sont les mêmes que ceux des
kystes simples, sauf parfois de la sonorité à la partie
supérieure de la tumeur, grâce à la présence de gaz
dus à la décomposition du liquide ou à une communication avec l'intestin. Mais, un symptôme spécial à
cette catégorie de kystes, c'est la rénitence, l'absence
de fluctuations ou la difficulté à percevoir celles-ci.
Toutes les observations sont presque unanimes à noter
ce caractère ; et ce serait encore dû à la nature de la
paroi, à tel point que quand le kyste est composé de
plusieurs grandes poches à contenu, les uns séreux,
les autres purulents, on trouve de la fluctuation chez
les premières, de la rénitence chez les secondes.

**Evolution - Pronostic** — Entourés d'une telle enveloppe, que deviennent ces kystes abandonnés à eux-
mêmes ? Leurs parois dégénèrent et ils se rompent
spontanément ou à la suite d'un traumatisme ; d'après
Delbet, les kystes simples suppurés se rompent, ou dans
la cavité abdominale en causant une péritonite mortelle,
ou bien dans la vessie, ou bien dans le vagin ; souvent
aussi ils évacuent leur contenu dans l'intestin : rectum,
cæcum ou intestin grêle : plus rarement ils perforent
la paroi abdominale pour se vider au dehors. Les
kystes dermoïdes suppurés ont une terminaison analogue, sauf que l'ouverture dans la vessie présente une
particularité intéressante ; les corps étrangers, tels que
dents ou poils, peuvent être le point de départ de la
formation de calculs qui entraînent tous les accidents
propres à ces productions. Lorsque le kyste se rompt

dans le péritoine, la malade présente des symptômes
particuliers ; c'est d'abord une douleur vive ainsi que
le disait une malade « ses boyaux se tordaient », le
facies est grippé, il y a de l'angoisse, quelquefois une
syncope mortelle; on a même cité l'explosion d'accès
hystériques. Le ventre, de proéminent qu'il était, devient
semblable au ventre de batracien ; il présente des signes
d'ascite, souvent une péritonite aiguë et généralisée
éclate au bout de dix heures même, avec tout son cor-
tège de symptômes et la malade meurt en vingt-quatre
ou quarante-huit heures. Nepveu a cité une terminaison fatale en deux heures.

Heureusement le pronostic n'est pas toujours aussi
sombre grâce aux adhérences qui circonscrivent l'infection, la malade peut rester entre la vie et la mort
huit à quinze jours; l'ouverture dans les cavités natu-
relles ou à la paroi est même quelquefois suivie de guérison. Néanmoins l'éventualité précédente étant à re-
douter, il est de toute nécestité de poser le plus tôt possible le diagnostic de la suppuration des kystes de
l'ovaire.

M. A. Polosson en nous suggérant l'idée de ce travail, à propos duquel il nous a fourni quelques observations inédites, a insisté auprès de nous sur les con-
sidérations suivantes. La symptomatologie varie con-
sidérablement suivant que le kyste est connu avant
l'évolution des accidents suppuratifs ou bien que des
accidents suppuratifs apparaissent dans un kyste jus-
que-là méconnu.

Dans le premier cas, le diagnostic sera relativement
facile et l'on pourra affirmer souvent l'apparition de la

suppuration ; le kyste était connu, on le voit grossir, devenir douloureux, en même temps que les accidents fébriles plus ou moins intenses apparaissent ; le diagnostic s'imposera et on pensera soit à une torsion du pédicule, soit à une suppuration du kyste.

La seconde catégorie de cas comporte une symptomatologie moins nette, un diagnostic beaucoup plus difficile. Le kyste était méconnu, cela signifie qu'il était peu volumineux et, malgré l'augmentation que la suppuration lui donne, il reste de volume modéré, celui par exemple d'une tête fœtale. La tension de ces kystes suppurés donne une consistance qui peut en imposer pour une tumeur solide ; d'autre part, la suppuration survient bien souvent dans les kystes dermoïdes dont la consistance est en général ferme et peut être confondue avec celle d'un néoplasme.

Lorsqu'apparaît la suppuration, les phénomènes de réaction péritonéale peuvent être prononcés (vomissements, météorisme) ; dans ce cas, on pourra ne pas percevoir la tumeur enflammée et on pourra penser à une péritonite, à une salpingite, à une appendicite.

Si les accidents péritonéaux sont moins aigus ou si primitivement aigus, ils sont en phase de décroissance, on doit percevoir la tumeur ; à ce moment c'est, l'erreur sur la consistance qui peut égarer le diagnostic et on peut, comme nous le verrons dans nos observations, songer à des fibromes ou à des tumeurs utérines, alors qu'il s'agissait d'un kyste très tendu.

L'élément important qui conduit au diagnostic, c'est en général la notion bien affirmée de l'indépendance de l'utérus et de la tumeur constatée. Cette notion résulte en général d'un palper et toucher combinés et du perfectionnement de ce mode d'exploration par une longue pratique gynécologique.

# CHAPITRE IV

## DIAGNOSTIC. — TRAITEMENT.

**Diagnostic.** — Envisageons rapidement les affections chirurgicales qui pourraient en imposer pour un kyste suppuré de l'ovaire.

La *péritonite* vient en premier lieu, mais ici, la température initiale est peu élevée 4o à 4ı degrés ; le tympanisme s'établit d'emblée, la douleur est plus généralisée, les signes physiques du kyste n'existent pas.

La *torsion du pédicule* offre bien des symptômes communs avec les kystes suppurés ; mais la douleur initiale est plus brusque, la malade a même des tendances syncopales. Et, dans cc cas, ne pourrait-on employer le procédé de Tuffier sur la recherche des leucocytes polynucléaires dans le sang pour différencier la nature hématique de la nature purulente du contenu ; déjà en gynécologie, M. Bérard la appliqué pour diagnostiquer les salpingites purulentes des hématocèles.

Les *néoplasmes de l'ovaire* peuvent être également confondus avec les kystes suppurés, mais la marche de la maladie ne sera pas la même : les douleurs auront peu d'intensité, les antécédents offriront quelques secours et la cachexie de nature néoplasique n'aura pas

le même aspect que la cachexie de nature inflammatoire. L'intestin pourra être aussi mis en cause.

L'*appendicite*, en effet, si on n'a pas soin de chercher
les signes physiques du kyste peut en imposer : mais la
localisation des douleurs à droite, la présence du point
de Mac-Burney, quelquefois aussi le toucher rectal
seront d'un grand secours.

L'*occlusion intestinale* sera éliminée par les commé-
moratifs et les signes physiques ; sonorité de l'intestin
au-dessus du siège de l'obstruction, tympanisme très
intense, etc.

Le rein lui-même jouera un certain rôle dans le
diagnostic différenciel. En effet, l'*hydronéphrose*,
succédant à une colique néphrétique ou à une luxation
du rein en imposera par la présence d'une tumeur dans
la région lombaire, de douleurs irradiées vers les parties inférieures du bassin ou les organes génitaux,
cette hypothèse sera éliminée par la constatation de
crises urinaires ou par une palpation minutieuse de la
région lombaire.

Parmi ces affections différentes, ce sont donc celles
propres à l'ovaire qui peuvent offrir pour le diagnostic
le plus de difficultés au chirurgien, et ce n'est que par
un examen complet des signes physiques qu'on posera
d'une façon ferme le diagnostic de kyste suppuré de
l'ovaire.

**Traitement.** — Le diagnostic posé, quelle devra
être la conduite du chirurgien? Elle peut se résumer en
deux mots : *Intervenir immédiatement.*

Les raisons en sont simples : d'abord, il y a danger

de péritonite, dangers de rupture dans la cavité péritonéale ou dans les organes voisins avec menaces de septicémie aiguë ou chronique; de plus, l'expectation n'est pas sans inconvénients, car le kyste contracte des adhérences qui, plus tard, empêcheront l'extériorisation du kyste ou qui, si on les enlève un peu brusquement, entraînent des lésions de l'intestin, ou qui, si elles tiennent à leur utérus gravide, peuvent gêner l'accouchement; c'est pour ce dernier motif que Pinard, à la Société d'obstétrique, conseillait l'ovariotomie d'emblée.

Nous sommes loin du temps où on ponctionnait le kyste et où on laissait une canule à demeure pendant des mois et des années; aujourd'hui, la ponction exploratrice même est rejetée, car s'il n'y a point d'adhérence, une goutte de pus pourrait sourdre du kyste et tomber dans le péritoine.

On fait donc la laparotomie; si le kyste est de petit volume, on l'extériorise sans le ponctionner, sinon, on le vide; on sort la poche et on lie le pédicule. Si, par hasard, lors de la ponction, une goutte de pus, malgré toutes les précautions pour border le champ opératoire, a pénétré dans la cavité abdominale, on peut faire des lavages avec de l'eau additionnée de 10 pour 100 de chlorure de sodium (Pozzi); à ce sujet, il faut faire remarquer les conséquences funestes que peut avoir l'impression du froid ou du chaud sur la face inférieure du diaphragme et sur le plexus solaire; la syncope respiratoire peut se produire. Polaillon en a cité trois cas à la Société d'obstétrique et de gynécologie. Si l'on doute de son asepsie, s'il y a un suintement sanguin, on draine avec une mèche de gaze iodoformée plongeant jusque dans le Douglas montant par l'angle inférieur de la plaie; son action mécanique est due à la capillarité. On peut encore faire mieux en établissant un drainage abdomino-vaginal après perforation du Douglas.

Si le kyste présente des adhérences, on les sectionne entre deux pinces, on les lie au catgut; si elles sont très nombreuses et que la paroi du kyste soit en totalité ou en partie adhérente aux organes voisins, on peut faire la marsupialisation de la poche ou l'abandonner en bourrant la cavité abdominale avec un sac de gaze iodoformée (procédé de Mickulicz). Ces différentes pratiques ont donné maints succès.

Actuellement, en France comme à l'étranger, tous les gynécologues et les chirurgiens sont d'accord pour conseiller de pratiquer sur le champ l'ovariotomie dans les cas de suppuration des kystes de l'ovaire.

# OBSERVATIONS

Observation I
(Due à Lhonneur, *Bull. Soc. Anat. de Paris*, 1856 )

*Kyste pileux suppuré de l'ovaire droit. — Ponction.*
*Injection iodée. Mort.*

V..., quarante-huit ans, couturière. Entré à la Charité le 27 février 1856. Mariée, sans enfant, ni fausses couches.

*Maladies antérieures.* — Fièvre typhoïde légère, il y a six mois.

*Histoire de la maladie.* — Début il y a quatre mois, à peine rétablie de sa fièvre typhoïde, chute sur reins quinze jours après ses règles.

Douleurs dans le ventre, pesanteur dans le bassin, malaise général.

Pression douloureuse, oppression. Anorexie, dypepsie, amaigrissement. Persistance des règles. Depuis deux mois sueurs nocturnes. Fièvre, augmentation des douleurs pendant la nuit. Vomissements glaireux.

*Etat actuel.* — Ventre : grossesse de sept mois ; tumeur sur la ligne médiane invariable suivant la position de la malade.

Dans le cul-de-sac droit, partie inférieure de la tumeur, consistance élastique.

*Traitement.* — Ponction 13 mars : 3 litres de pus épais.

18 avril. — Nouvelles ponctions et pus. Sort le 22 avril.

Rentre le 5 mai à l'hôpital : le 28 avril a été prise d'une diarrhée intense pendant vingt-quatre heures. Douleurs vives dans le ventre et dans les reins. Vomissements bilieux, figure abattue, grippée, pouls filiforme, dyspnée, dysphagie, constipation opiniâtre, météorisme, vomissements verdâtres, sensibilité vive du ventre à la pression.

8 mai. — En voulant introduire une sonde dans le rectum, on

ne peut dépasser 7 à 8 centimètres, elle était arrêtée par une tumeur tendue, fluctuante, plongeant dans le petit bassin et comprimant le rectum contre l'angle sacro-vertébral et oblitérant sa cavité. Le soir, mort

*Autopsie.* — Distension des intestins par le gaz, adhérences de la tumeur au grand épiploon, au gros intestin. Absence de l'ovaire droit. La trompe se perd sur la partie droite de la tumeur.

A la partie supérieure de la tumeur, trois ulcérations de 2 centimètres d'étendue oblitérées par l'épiploon, qui empêchent l'épanchement du kyste dans le péritoine.

Contenu : pus épais phlegmoneux avec poils roux.

Parois très épaisses.

OBSERVATION II
(Due à Meyer, Gazette des hopitaux, 1860.)

Kyste de l'ovaire contenant du gaz.

Femme, trente-six ans.

*Histoire de la maladie.* — Dans le bas ventre, tumeur du volume d'une tète d'enfant, arrondie, mobile, sonore.

La malade s'en est aperçue dès 1856, elle occupait le côté droit du bas-ventre ; à cette époque, selles liquides avec sang et pus, grosse rate, gros foie.

*Actuellement.* — 4 à 6 selles diarrhéiques par jour : fèces jaunâtres colorées en gris par le pus, en rouge par le sang.

Mort dans la cachexie.

*Autopsie.* — Kyste de l'ovaire gauche, adhérences intimes aux S iliaques, gaz. A la face interne, poils.

A l'intérieur, deux boules de poils. Oblitération des trompes. Dégénérescence amyloïde du foie, de la rate. des reins.

OBSERVATION III
(Due à Després, Gazette des hôpitaux, 1864 )

Kyste de l'ovaire uniloculaire enflammé.

P..., trente-quatre ans. Nullipare. Bonne santé.

*Histoire de la maladie.* — Dans la fosse iliaque droite, depuis quatre ans, tumeur du volume d'une tête d'adulte, tendue, mate, rénitente avec fluctuation obscure ; apparue à la suite de troubles menstruels, considérée comme un fibrome.

*Etat actuel.* — Douleurs, perte des forces, dysménorrhée, vomissements incoercibles d'odeur fétide. Face pâle, amaigrie, terreuse, pouls accéléré.

*Traitement* — 9 juin 1862 Ponction ; 5oo grammes de liquide séro-sanguin, fétide avec pus. On fixe une canule à demeure par une plaque de diachylon et une anse de fil. Ou fait des lavages, et ce traitement est appliqué jusqu'au 25 novembre, la fosse iliaque est libre, la santé excellente. La malade revue le 3 mars est en bon état ; en déprimant la paroi abdominale on ne sent qu'une bride.

OBSERVATION IV

(Due à Gosselin, *Gazette des hôpitaux*, 1869 )

*Inflammation et suppuration d'un kyste de l'ovaire.*

Femme, quarante et un ans. Bonne santé habituelle.

*Histoire de la maladie.* — Souffre depuis dix-huit mois, le ventre augmente lentement de volume. Il y a trois mois et demi, celui-ci est devenu douloureux. Vomissements.

*Etat actuel.* — Mouvement fébrile le soir, insomnie, aménorrhée depuis trois mois.

Face pâle, amaigrie. Ventre gros, résistant, élastique fluctuation difficile à percevoir.

Diagnostic de kyste de l'ovaire suppuré. Ponction : pus.

OBSERVATION V

(Due à Demarquay, *Bull. gén. de Thérapeutique*, Paris, 1876.)

*Kyste de l'ovaire adhérent à la paroi abdominale, renfermant un liquide fétide et des gaz. — Ouvert à l'aide du chlorure de zinc. — Guérison.*

Femme, trente-deux ans, réglée à treize. Mariée à dix-sept ans.

*Accouchements :* Deux, le dernier il y a onze ans.

*Histoire de la maladie.* — Le ventre grossit depuis trois ans, surtout à gauche; depuis cinq mois, douleurs assez vives.

Entre le 15 avril pour une péritonite circonscrite.

*Traitement.* — Ponction = 4 litres de liquide fétide avec gaz, mais fièvre hectique.

12 juin. — Nouvelle ponction.

15 juin. — Incision médiane de la peau et du tissu cellulaire dans laquelle on place un morceau de pâte de chlorure de zinc; deux autres applications.

6 juillet. — Rupture du kyste, injections détersives avec une solution de permanganate; le lendemain matin, on trouve une masse fongueuse ramollie sortant par l'ouverture de la tumeur; on arrive facilement sur le pédicule de cette masse fongueuse gangrenée qu'on détache par un mouvement de torsion. Injections.

La malade sort le 15 septembre, guérie.

OBSERVATION VI

(Due à Horteloup, *Mém. de la Soc. de Chirurgie de Paris,* 1885 )

*Kyste uniloculaire de l'ovaire droit. — Suppuration du kyste. — Guérison en trois ans. — Début d'un cancer en cuirasse, onze mois après la guérison. — Morte en sept mois.*

X. ., vingt-neuf ans, mariée à vingt et un ans; un enfant à vingt-deux ans.

*Antécédents.* — Pas d'antécédents cancéreux.

A vingt-quatre ans, nouvelle grossesse à début insolite et Nélaton diagnostique un kyste de l'ovaire.

*Histoire de la maladie.* — Six mois après l'accouchement ponction avec injection iodée. Deuxième et troisième ponction en 1870 et en juillet 1871.

Nouvelle ponction en octobre 1872, faite par Horteloup. Cinq jours après, frissons, fièvre, douleurs, développement gazeux qui imposent le diagnostic.

*Traitement.* — Sur les indications de Nélaton, on place une sonde à demeure le 20 octobre 1872, et la guérison fut complète en janvier 1876 ; lavages pendant les trois années (eau alcoolisée, eau iodée, phéniquée, etc.).

La tumeur s'était réduite au volume d'une mandarine.

Janvier 1877. — La malade revient avec un cancer en cuirasse du sein gauche avec un noyau secondaire dans la troisième vertèbre dorsale ; elle meurt en juin 1877 de cachexie cancéreuse.

### OBSERVATION VII
### (Due à Lohlein.)

Femme, trente-deux ans, accouchée le 22 avril 1895. Pendant les couches, l'abdomen augmente de volume, fièvre.

*Laparotomie*, 24 juillet 1895. — Péritoine pariétal épaissi adhérent à la tumeur. Incision du kyste : 12 litres de liquide floconneux, jaune verdâtre, puriforme. Le kyste adhère fortement au côlon. Extirpation, sauf une petite partie de la paroi. Guérison.

Dans le pus : *Bacterium coli commune.*

### OBSERVATION VIII
### (Due à Menge.)

*Kyste dermoïde à parois minces lésées pendant un examen.*

Péritonite. — Laparotomie douze heures après. Dans cavité abdominale, abondante masse purulente, fluide, d'odeur infecte avec flocons de fibrine ; la tumeur avait la grosseur d'une tête d'adulte. Mort trente-six heures après l'opération.

*Bacterium coli commune.*

### OBSERVATION IX
### (Due à Menge.)

*Kyste dermoïde tordu adhérent à l'intestin grêle.*

Se rompt pendant l'extirpation. Liquide purulent dans la cavité. Blessure de l'intestin, Mort huit jours après.

*Bacterium coli commune.*

### Observation X
### (Due à Menge.)

*Deux cas de kyste de l'ovaire adhérents aux organes voisins surtout à l'intestin.*

Dans l'un, *Bacterium coli pur.*
Dans l'autre, *Bacterium d'un saprogène anaérobie.*

### Observation XI
### (Due à Bloch.)

Kyste intra-ligamenteux, 15o centimètres cubes d'un liquide visqueux, épais, jaune, purulent et d'une odeur infecte : diplocoques, streptocoques. Bacilles. Beaucoup d'adhérences. Mort.

### Observation XII
### (Due à Bloch.)

Kyste multiloculaire très friable. Contenu : gelée purulente. Staphylocoques jaunes et blanc en culture.
Péritonite. Mort en six jours.

### Observation XIII
### (Due à Bloch.)

Kyste paraovarique (1 lit. 5oo), contenu de couleur brun foncé hématique. On trouve des staphylocoques pyogènes blancs en culture. Mort quatre jours après l'opération.

### Observation XIV
### (Due à Werth.)

Vingt-neuf ans. Fièvre typhoïde en octobre et novembre 1891 ; admise le 2 juin 1892.
Dans l'abdomen, tumeur elliptique mobile.
*Ovariotomie* le 4 juin 1892. Pas de torsion du pédicule. Con-

tenu : pus, masses adipeuses, poils. Guérison. Cultures sur gélose :
*Bacilles d'Eberth.*

### OBSERVATION XV
### (Due à Sudeck)

Trente-deux ans. Fièvre typhoïde sept semaines avant. Il y a
trois semaines l'abdomen a augmenté de volume. Fièvre hectique.

*Ovariotomie* le 11 novembre 1895. Tumeur de la grosseur d'une
tête d'enfant. Adhérences à l'utérus et au péritoine pariétal ;
c'est un kyste uniloculaire à parois de 1 centimètre d'épaisseur.

Cultures sur trois plaques de gélose glycérinée, à l'air libre,
dans le vide. Bacille d'Eberch. Guérison.

### OBSERVATION XVI
### (Due à Bumm.)

Femme accouche, le 10 février 1893. On diagnostique un
kyste de l'ovaire qui causa fièvre et péritonisme.

*Opération* le 5 juin : fraîches adhérences fibrineuses. Mort le
même jour,

Au microscope, le liquide donne :

Cellules du pus.

Filaments de fibrome.

Cocci en chaînettes.

Cultures sur gélatine, streptocoques.

Cultures en bouillon, colonies en chaînettes.

### OBSERVATION XVII
### (Due à Tavel et Laroz.)

Examen du contenu de deux kystes opérés en 1892.
Dans le pus :

Globules de pus.

Cocci groupés en staphylocoques.

Bacilles ayant un renflement en forme de crosse.

Bacilles courts comme coli.

Diplocoques ne prenant pas le Gram.

Cultures sur gélose. Staphylocoques.


### Observation XVIII
### (Due à Herzfeld.)

Contenu d'un kyste dermoïde chez une fille de seize ans. Sanguinolent avec lambeaux. Staphylocoques.

Morte de septicémie trois jours après l'opération.


### Observation XIX
### (Due à Schauta.)

Kyste de l'ovaire à pédicule tordu. Diplocoques.

Mort par infection pneumonique.


### Observation XX
### (Thèse de Mangold, Bâle 1895.)

Femme cinquante-huit ans. Mariée.

*Histoire de la maladie.* — Dans l'abdomen, tumeur qui grossit depuis six à huit ans, mais dyspnée et ponction en 1893; nouvel accroissement. Nouvelle ponction. En octobre, troisième ponction suivie de fièvre, frisson, diminution des forces.

*Intervention.* — 19 novembre 1893. Ovariotomie. Ponction : grande quantité de liquide brun foncé, très infect, contenant des bulles de gaz. Guérison.

Au microscope, dans la paroi :

    Cocci de genre zooglées.

    Bâtonnets.

    Bacilles allongés.

Avec liquide du kyste, cinq cultures sur gélose et, au bout de deux jours, staphylocoques blancs.

## Observation XXI
### (Due à Heinricius, *Annales de gynécologie*, 1897.)

A. L..., vingt-six ans, primipare, née à Helsingfors (Finlande), entre à la Maternité le 4 novembre 1895, à 12 h. 15.

*Histoire de la maladie.* — Accouche le soir à 4 h. 7 et cinq minutes après vient la délivrance. L'enfant naît vivant.

6 novembre. — Fond de la matrice à deux travers de doigt au-dessus de l'ombilic.

7 novembre — Utérus sensible, 38°1.

8 novembre. — 38°3 le matin, 39° le soir. Glace, opium, injection intra-utérine.

9 novembre. — 38°9 le matin, 38°5 le soir. Curettage donne quelques débris de caduque. Injection intra-utérine.

10 novembre. — 39°1 le matin, soir, 39°8. Injection de sérum de Marmoreck.

Utérus très augmenté de volume de l'hypocondre aux côtes.

Du 10 au 15, la température oscille autour de 39 degrés; tous les jours injection intra-utérine. Cavité utérine, 10 centimètres.

*Examen au palper.* — A travers la paroi abdominale, masse résistante très sensible s'étendant en haut jusqu'aux côtes et, vers le bas, jusqu'à deux travers de doigt de l'épine iliaque antéro-supérieure, à l'extérieur jusqu'à une ligne abaissée des côtes. Dureté homogène.

Ponction, pus Par conséquent, ce n'était pas l'utérus qu'on sentait, mais cette masse.

*Laparotomie*, 15 novembre. — Pus dans le péritoine, odeur fécaloïde, le kyste a le volume d'une tête de fœtus; il est relié à l'ovaire gauche par un pédicule. Rien à droite. Adhérences légères à la paroi abdominale. Extériorisation du kyste. Ligature, lavage Mickulicz Guérison le 8 décembre.

*Examen bactériologique* des lochies, des parois, de l'exsudat péritonéal, du contenu du kyste; ou retrouve partout des cocci.

### Observation XXII

(Due à M. Schwartz, *Annales de gynécologie*, 1897.)

Femme, trente-huit ans, entre le 2 février 1896.

*Histoire de la maladie.* — Il y a quatre mois, accouchement long et laborieux, alitement pendant un mois avec fièvre, péritonite. Après la sédation on s'aperçoit seulement de la présence de la tumeur actuelle du volume d'une grossesse de six mois.

*État actuel, signes physiques.* — Voussure médiane de l'abdomen, matité, rénitence et fluctuation.

*Toucher.* — Col long, ouvert, par où s'écoulent des mucosités.

Culs-de-sac effacés, l'antérieur bombe.

Rien du côté des urines, Pas de fièvre. Affaiblissement général. Douleurs lancinantes dans le bas-ventre. Diagnostic hésitant entre une pelvipéritonite enkystée et une tumeur liquide des annexes. Ponction exploratrice. Pus.

*Laparotomie*, 16 février. — Poche qui a l'aspect d'un kyste de l'ovaire enflammé. Ponction. 1 litre de pus couleur vert pistache. Adhérences pariétales. Lavages de la poche. Enucléation de celle-ci. Mickulicz.

Guérie le 18 mars avec une fistulette.

### Observation XXIII

(Due à Schwartz, *Annales de gynécologie*, 1897).

Marie R..., trente-quatre ans, journalière, entre à la Charité le 13 juillet 1891.

*Accouchements.* — Huit enfants dont quatre vivants ; a accouché du dernier le 4 juillet après une bonne grossesse, mais son ventre était plus gros que lors des précédentes. Après l'accouchement il n'était pas revenu sur lui-même.

*Histoire de la maladie.* — Le quatrième jour après l'accou-

chement, douleurs vives, fièvre, vomissements. On diagnostique
une péritonite post-puerpérale pour laquelle elle est soignée
pendant deux mois dans un service de médecine, salle Beau.
Ponction : 2 litres de pus. On l'adresse en chirurgie avec le
diagnostic de péritonite purulente.

*État actuel.* — Femme amaigrie, visage terreux, plongée dans
le demi coma ; pouls 140, température entre 39°5 et 40 degrés.
Ventre saillant en pointe, sonorité sur les flancs qui ne se déplace
pas. Matité partout ailleurs. Large escharre au sacrum.

On fait le diagnostic de kyste ovarique suppuré.

*Laparotomie.* — Kyste de l'ovaire suppuré, rompu sous la
paroi, adhérent de toutes parts, sauf en avant. Adhérences au
péritoine pariétal. Légères adhérences intestinales molles. Extériorisation facile. Pédicule non tordu est lié. Lavage avec 10 litres d'eau bouillie chaude. Asséchement. Drains. Quelques jours
après, pneumonie. Guérie le 25 septembre.


### Observation XXIV

(Due à Schwartz. *Annales de gynécologie*, 1897.)

G. C..., jeune fille de vingt-deux ans, entre à Cochin le
22 novembre 1895.

*Antécédents héréditaires.* — Père mort tuberculeux.

*Antécédents personnels.* — Pleurésie à l'âge de dix ans, s'en-
rhume tous les hivers.

*Histoire de la maladie.* — Depuis l'âge de quatorze ans, son
ventre est volumineux, mais depuis trois ans surtout, il grossit.
Il y a deux ans, quelques douleurs.

Vers le milieu de 1895, accentuation des douleurs qui deviennent constantes Augmentation rapide du volume du ventre.
Rougeur diffuse au-dessous de l'ombilic et au centre, quelques
phlyctènes de pus.

*État actuel.* — Malade fatiguée, pâle, amaigrie. Pouls accéléré, température ne dépasse pas 37°5. Ventre gros, proéminent
au niveau de l'ombilic et à droite. Rougeur. Grosse phlyctène
sous-ombilicale, d'où la pression fait sourdre du pus. Sonorité

dans les flancs, matité dans toute la région sous-ombilicale. Pression très douloureuse empêche la délimitation exacte.

Quelques lésions au sommet droit.

On fait le diagnostic de péritonite tuberculeuse ouverte au-dessous de l'ombilic.

*Laparotomie* (le 20 novembre 1895). — Incision au niveau du point suppuré ; on arrive dans une cavité remplie d'un magma caséeux jaunâtre, c'est une poche adhérente à la paroi friable ; c'est un kyste de l'ovaire gauche suppuré qu'on décortique facilement et qu'on énuclée, Au-dessous et en avant de lui, séparé par une nappe de suppuration, autre kyste rempli de masses caséeuses lipomateuses, c'est de la mucine concrétée (Strauss).

Extirpation. Lavages. Tamponnement à la gaze iodoformée. Drainage.

Vingt-quatre heures après, pouls devient filiforme. Vomissements. C'est une péritonite généralisée qui se déclare et emporte la malade en quarante-huit heures.

Observation XXV<br>(Due à Bouilly. Thèse de Baron.)

*Kyste de l'ovaire tordu et sphacélé. — Laparotomie. —*
*Guérison*

Kyste révélé pour la première fois par douleurs et augmentation du volume du ventre.

Grande constipation, rétention d'urine, fièvre.

*Laparotomie.* — Kyste à pédicule tordu à paroi sphacélée.

Ponction : 200 grammes de liquide couleur chocolat, d'odeur fécaloïde (sans qu'il y ait perforation intestinale).

Observation XXVI<br>(De Voe. *American Journal of obstetrics de New-York*, 1884).

Jeune fille, quelque temps après ses règles, voit son ventre grossir et, soudain, fièvre intense, pouls à 120, dyspnée, ano-

rexie, diarrhée, dysurie, visage contracté, ventre douloureux
à la pression.

Ponction : liquide fétide. Fièvre tombe.

Drainage permanent. Guérison.


### Observation XXVII
### (Gillette. Am. J. of obst. New-York, 1878.)

W.., , trente-six ans, mariée, entre à l'hôpital Saint-François,
le 14 juin 1877.

Mariée à dix-huit ans. Vpare le dernier enfant à huit ans.

A la suite d'un accident, douleurs abdominales, augmentation du volume du ventre.

*Examen :* tumeur abdominale d'un volume considérable,
mate. Fluctuation.

Ponction : liquide avec albumine. Etat général plus mauvais.
Le 10 juin, nouvelle ponction. Le 19, vomissement. Daus la
nuit du 21 juin, la malade rend du pus par le rectum. Quelques
jours après, phlébite. Morte le 3 juillet.

*Autopsie.* — Kyste de l'ovaire gauche, ouvert dans l'iléon et le
cæcum. Pas d'épanchement péritonéal.


### Observation XXVIII
### (Polaillon, *Union médicale.* 1888).

C..., Gabrielle, trente et un ans. Entre à la Pitié, le 13 mai
1888.

*Accouchement.* — A vingt-sept ans. Accouchement naturel.

*Antécédent héréditaire.* — Père mort tuberculeux à trente-
trois ans.

*Histoire de la maladie.* — Il y a quatre mois, elle s'aperçoit.
qu'elle a une tumeur dans le côté droit de l'abdomen.

*Signes physiques.* — Tumeur abdominale indolente, développement assez rapide

Aucun symptôme, dernière menstruation dix jours avant.

*Opération.* — 20 mai. — Ovariotomie, adhérences du kyste à
l'épiploon. Ponction avec gros trocart; à ce moment la paroi

friable ramollie, se déchire brusquement et le liquide se répand sur la plaie et la peau du ventre. Ce liquide est purulent. En détachant les adhérences profondes, le kyste se rompt encore et le contenu se répand dans la cavité abdominale, malgré les éponges qui protégent l'intestin. Ligature du pédicule en deux faisceaux avec un fil de soie phéniquée. Lavages avec eau bouillie phéniquée (à 1 pour 100). Toilette. Suture. Le 23 juin, sort guérie.

OBSERVATION XXIX

(Polaillon, *Union médicale*, 1888.)

L..., dix-huit ans.

A observé que son ventre grossissait pendant la convalescence d'une fièvre typhoïde, dont elle a été atteinte il y a cinq mois,

*État actuel*. — Dans cavité abdominale : tumeur régulière arrondie, remontant jusqu'à l'ombilic, fluctuante, mate avec sonorité dans les flancs, non douloureuse à la pression.

Fluctuation nette appréciable par toute la masse.

*Toucher vaginal*. — Malade est vierge.

Pas de ponction.

*Intervention*. — 25 avril. — Ovariotomie : kyste sessile, pas d'adhérences. En le ponctionnant avec un gros trocart, sa paroi épaisse, mais ramollie et infiltrée se déchire ; un flot de pus fétide fait irruption dans le ventre.

Tumeur difficile à extraire. On place autour de la base, entre deux broches, un cordon de caoutchouc maintenu par un serre-nœud. Lavage avec eau bouillie phéniquée. Suture en laissant le pédicule en dehors à la partie inférieure de l'incision.

Suites assez accidentées et enfin guérison le 14 juin.

OBSERVATION XXX

(Due à Péan. Thèse de Parizot 1886.)

*Kyste de l'ovaire gauche, aréolaire, séreux, hématique, puru-
lent. — Torsion du pédicule. — Adhérences générales très
vasculaires.*

Rien dans l'histoire.

*Intervention le 22 juillet.* — Pédicule élargi sur la ligne médiane. Adhérences pariétales, épiploïques, intestinales très vasculaires difficiles à décoller.

7 litres de liquide séreux, sanguin et purulent suivant les loges.

### Observation XXXI
#### (Bouilly, *la Gynécologie*, 1896.)

*Kyste dermoïde suppuré pris pour un volumineux pyosalpinx.*

Femme trente-six ans, entre le 21 décembre 1889 à la Maternité.

*Accouchements.* — Grossesse normale, il y a cinq ans.

*Histoire de la maladie.* — Le 29 novembre 1889, soudain malaise, douleurs de ventre. Vomissements abondants. Tympanisme, retour de règles irrégulier. Fièvre le soir sans frisson.

*Examen.* — Tuméfaction du volume d'une tête de fœtus à terme, peu fluctuante dans la fosse iliaque droite se prolongeant en avant de l'utérus.

*Toucher.* — A droite, tuméfaction haut située.

*Palper bimanuel.* — Résistance. Utérus mobile.

*A l'hôpital,* plusieurs crises douloureuses avec frissons, anorexie. Physionomie fatiguée.

*Diagnostic.* — Entre gros pyosalpinx, kyste suppuré ou grossesse extra-utérine en voie de s'infecter.

*Laparotomie.* — 31 décembre. — Kyste dermoïde de l'ovaire droit suppuré avec cheveux. Matière sébacée en dessous d'une couche de pus. Guérison.

### Observation XXXII
#### (Bouilly, *la Gynéologie*, 1896.)

*Kyste suppuré de l'ovaire droit.*

Femme : vingt-neuf ans entre à Cochin le 2 mars 1890.

*Accouchements.* — Un à dix-sept ans, il y a trois ans une perte de deux mois et demi.

*Histoire de la maladie.* — Après cette perte, douleurs dans le côté droit du ventre ; depuis deux ans augmentation de volume du ventre et, depuis six mois, augmentation rapide. Diagnostic de kyste de l'ovaire. — Actuellement, douleurs vives après la marche, dans fosse iliaque droite lancinante avec irradiations dans la cuisse droite. — Dysurie. — Pollakyurie.

Palpation de la fosse iliaque est douloureuse — tumeur lisse, arrondie, dans le cul-de-sac droit.

*Laparotomie.* — 11 mars 1890. Kyste végétant suppuré à deux parties : une pleine de pus, une avec masses végétantes infiltrées de pus. — Pas d'adhérences. Trompe saine un peu allongée. — Guérie le 10 avril.


OBSERVATION XXXIII

(Bouilly, la Gynéologie, 1896.)

*Kyste de l'ovaire suppuré rompu dans le péritoine.*

Femme : trente-sept ans, multipare a eu à de longs intervalles plusieurs poussées péritonéales. Entre à Cochin, le 14 décembre 1891.

*Histoire de la maladie.* — Il y a trois semaines, quelques jours avant l'époque des règles, chute violente dans un escalier huit jours plus tard, péritonite aiguë franche.

*Etat actuel.*

Ventre très ballonné, très douloureux à la pression, surtout dans le flanc gauche. Submatité. Etat général grave : aspect péritonéal. Pouls petit, rapide. Température de 38°5. Vomissements presque continuels. Diagnostic entre kyste de l'ovaire tordu ou rupture d'une grossesse extra-utérine.

Le 15 décembre, évacuations diarrhéiques nombreuses. On pense à une évacuation par le rectum, mais le lendemain tympanisme énorme, vomissements continuels température à 38°4, pouls incomptable.

*Laparotomie* (17 décembre). — Péritonite purulente généralisée avec fausses membranes épaisses et résistantes anciennes.

Le kyste de l'ovaire gauche est rompu. — La trompe située en avant est transformé en un cordon scléreux. — Annexes droites saines. — Mort dix minutes après la fin de l'opération.


## Observation XXXIV
(Bouilly, *La Gynécologie*, 1896.)


*Kyste suppuré de l'ovaire. — Laparotomie. — Mort.*

En novembre 1892, quelques troubles utérins avec développement de l'abdomen traités par attouchements, cautérisation, etc. Bientôt accidents inflammatoires, augmentation rapide de la tuméfaction et, en six semaines, cachexie complète. Abdomen énorme avec kyste très fluctuant, très douloureux chez malade cachectique et fébricitante. Intervention. Mort.


## Observation XXXV
(Bouilly, *La Gynécologie*, 1896.)


*Grossesse. — Infection puerpérale. — Kyste de l'ovaire suppuré.*

Femme, vingt-six ans, primipare, accouché dans les derniers jours d'avril 1894 ; après la délivrance, l'abdomen reste volumineux — on ne trouve rien dans l'utérus. — Budin fait le diagnostic de kyste suppuré.

Etat général mauvais : T. = 38 à 39 degrés. Vomissements continuels. Ventre d'une grossesse de sept mois très douloureux à la pression. Ecoulement lochial fétide. Curettages et rien : augmentation du volume du ventre.

*Laparotomie.* (23 mai). — Adhérences pariétales.

Ponction : 3 litres de sérosité purulente et fétide. Difficultés pour libérer les adhérences pariétales, intestinales épiploïques. Pédiculisation. Ligature. Suture sans drainage. Le soir, mort.

OBSERVATION XXXVI

(Bouilly, *la Gynécologie*, 1896).

*Kyste suppuré de l'ovaire gauche. — Accidents graves et anciens de septicémie.*

**Femme, quarante sept ans.**

*Histoire de la maladie.* — Au mois de mars, symptômes de grippe avec accidents de congestion pulmonaire, fièvre élevée avec accidents abdominaux très sérieux péritonéaux. Affaiblissement, douleurs violentes dans le ventre et dans les membres inférieurs.

*Etat actuel.* — Etat demi-comateux subdélirant, vomissements, face jaune terreuse. P. = 116 à 120. Température entre 38°5 et 39 degrés. Gémissements continuels, douleurs spontanées ou provoquées, violentes dans les membres inférieurs. Immobilité dans le lit, impossibilité de se mouvoir, les pieds tombent dans l'extension avec une paralysie des muscles extenseurs du pied. Urines rares. Garde-robes tous les deux jours avec lavements. Ventre peu tendu, ballonné.

*Palpation.* — Tuméfaction régulière occupant le côté gauche de l'abdomen, mate avec sonorité en arrière, en haut, à droite. Rénitence, fluctuations dans le diamètre transverso-oblique.

On avait pensé à un néoplasme malin avec accidents de compression. Diagnostic fait par Bouilly.

Preuve : 11 juillet. — Ponction : pus fétide.

*Laparotomie.* — 15 juillet. — Adhérences à l'épiploon, à l'intestin. Paroi grisâtre non sphacélée. Pédicule non tordu. Pus avec cheveux. Suture du pédicule à la soie, drainage volumineux, tamponnement à la gaze iodoformée.

Sphacèle de la paroi, pédicule infecté et rétention qui provoque une poussée fébrile donnant de l'agitation, du délire et des crises de manie aiguë d'origine infectieuse, en fait un drainage abdomino-vaginal. Convalescence, mais paralysie des extenseurs du pieds des deux côtés, atrophie des muscles de la région

thénar en hypothénar qui disparaissent par le massage et l'élec-
trisation.

OBSERVATION XXXVII
(Bouilly, *la Gynécologie*, 1896.)

*Grossesse, accouchement à terme. — Kyste dermoïde suppuré.*

Femme, trente six ans.

Enceinte depuis avril 1895 ; en novembre, crise abdominale
très douloureuse, prise pour une colique néphrétique. Accouchement à terme et régulier le 9 janvier 1896. Suites normales.

*Histoire de la maladie :* Dès les premiers jours de février,
sans cause apparente, sans douleur, perte de forces, mouvement
fébrile continu, anorexie complète. Alitement (On pense à une
tuberculose aiguë.)

Vue le 12 mai 1896 par Bouilly.

Femme amaigrie, pâleur excessive avec fond de teint jaunâtre et terreux. Inappétence absolue. Température entre 38°5 et
39°5, pendant un mois avec sueurs abondantes nocturnes. Rien
dans la poitrine. Ventre ni ballonné, ni douloureux, un peu
sensible à la région hypogastrique.

*Palpation :* Tuméfaction profonde régulière, nettement enkystée, rénitente, vaguement fluctuante.

*Toucher :* Tumeur bombant dans le cul-de-sac postéro-latéral
droit.

*Laparotomie* (16 mars). Tumeur kystique derrière l'utérus,
plongeant dans le bassin. Adhérences molles avec intestin et
épiploon en haut.

Ponction : liquide d'apparence sébacée, puis purulent, verdâtre (1 l. 1/2). Cheveux. Pus à la partie inférieure, sous la masse
sébacée. Ovaire gauche sain. Pédiculisation. Guérison.

OBSERVATION XXXVIII
(Bouilly, *la Gynécologie*, 1896.)

*Grand kyste multiloculaire de l'ovaire gauche.*

Femme : trente-six ans, entre à Cochin le 20 mai 1896.

*Accouchements :* Deux normaux à vingt-trois et vingt-quatre ans.

*Histoire de la maladie :* Sent son ventre grossir; il y a un an, nouvelle augmentation de volume sans douleurs, mais anorexie, cachexie. Au bout de six mois, elle s'alite : fièvre, frissons ; la crise dura cinq jours, accompagnée et suivie de métrorrhagies ; depuis le 1ᵉʳ mars, arrêt des règles. Il y a six mois, au moment de la crise, fébrile, ponction : liquide non purulent. Nouvelle ponction et rien. Augmentation rapide du volume du ventre, malaises continus, amaigrissement considérable. Peau et muqueuse décolorées. Œdème des membres inférieurs. Pas de fièvre.

Abdomen très développé: tumeur remontant sous les fausses côtes.

*Palpation :* Grosse masse forme rénitente dans flanc gauche, mate, non fluctuante, consistance plutôt solide ; en arrière d'elles, sonorité intestinale. Sonorité exagérée dans la région péri-ombilicale et dans le flanc droit. Matité dans la région hypogastrique et dans fosse iliaque droite et gauche.

*Diagnostic :* Tumeur maligne de l'ovaire avec généralisation péritonéale et ascite symptomatique.

5 juin — Ponction : 2 litres et demi, pus crémeux avec grumeaux, sans odeur, d'où diagnostic de kyste suppuré de l'ovaire.

*Laparotomie* (5 juin). On tombe sur un kyste de l'ovaire à poches de contenu variable, on les vide. A la face antérieure, larges adhérences épiploïques et pariétales, anciennes, organisées, elles n'existent pas dans la région suppurée. Extériorisation. Ligature du pédicule.

C'est un kyste à parois épaisses (P. = 7 kilogrammes), tapissée par une membrane jaunâtre, granuleux, analogue à la membrane pyogénique d'un abcès froid. Contenu divers des poches, dans une véritable hématôme; dans d'autres matière granulo-graisseuse. Guérison.

Examen bactériologique : staphylocoque blanc seul.

Observation XXXIX
(Recueillie dans le service de la clinique gynécologique
de Lyon.)

B..., quarante-huit ans, entrée le 15 juin 1900, mariée à vingt-neuf ans.

*Accouchements :* Premier à trente ans, avec forceps ; deuxième à trente-deux ; les deux sont morts en bas âge.

Réglée à treize ans, régulièrement ; les dernières, le 10 juin.

*Etat actuel :* Pertes blanches abondantes.

Douleurs abdominales survenues brusquement, il y a trois semaines ; le malade constate alors que son ventre grossissait. Fièvre. Anorexie. Douleurs actuelles s'irradient aux lombes. Pas de vomissement.

*Signes physique :* Corps en rétroversion. Col allongé.

Tumeur bombant dans le Douglas, occupant une partie du cul-de-sac latéral gauche.

*Intervention* (15 juin, par M. le Pr Laroyenne).

Ouverture du cul-de-sac postérieure. Drainage à l'éponge : pus fétide (1 litre), la collection due à un kyste de l'ovaire, communiquait avec le rectum et par l'anus, il s'écoulait depuis hier soir du pus très fétide. Sort guérie.


Observation XL
(Recueillie dans le service de la clinique gynécologique de Lyon).

R.... Eugénie, vingt-sept ans, ménagère à Valence, entre le 18 mars 1895.

*Accouchements.* — Deux à terme, le dernier au forceps.

*Maladies antérieures.* — Après le dernier accouchement (il y a 4 ans), péritonite qui dure trois mois. Au bout de huit mois, la malade vient à Lyon à la clinique, on lui fait une ponction ; elle y reste deux mois et on lui dit de revenir pour se faire opérer. Elle reste trois ans chez elle sans souffrir; époques indo-lores. Pas de retard de règles.

*Etat actuel.* — Règles durent six à huit jours. Peu de dou-leurs. Depuis l'opération de 1892, au cours de laquelle on a retiré des cheveux, la malade perd constamment du pus. Pas de constipation.

*Signes physiques.* — Corps en bonne position. Col gros. La malade perd du pus à peu près constamment, mais en quantité peu abondante. Vaginite. Plaques rouges à la face interne des cuisses. Cul-de-sac postérieur tendu, un peu douloureux, pré-sentant un orifice fistuleux qui admet la pulpe digitale et dans lequel est engagé une mèche de cheveux ; le trajet a une lon-gueur de 4 à 5 centimètres. Rien aux trompes.

*Intervention* — 20 mars 1895. — On met un petit crayon de chlorure de zinc et une mèche avec un tampon.

14 mai. — Pâte de Vienne et crayon dans le trajet qui pré-sente toujours les mêmes dimensions.

7 juin. — La cavité cicatrisée s'est rétrécie; on voit à travers l'orifice, une surface dure très probablement formée par une escharre. Sort guérie.


OBSERVATION XLI

(Recueillie dans le service de la clinique gynécologique de Lyon.)


L...., Julien, cinquante-cinq ans, fleuriste, célibataire, entrée le 5 juin 1900.

*Accouchements et fausses couches.* — Néant.

*Maladies antérieures.* — Il y a quinze ans, kyste de l'ovaire opéré par le professeur Laroyenne. Chute sur le ventre, il y a deux ans.

Réglée à dix ans et demi.

Il y a un an et demi environ, la malade vit son ventre grossir peu à peu. Marche de plus en plus pénible. Varices aux jambes. Quelques lancées dans les jambes. — Grand amaigrissement, teinte jaune. — Constipation, selles douloureuses. Dysurie et pollakyurie.

*Signes physiques.* — Abdomen très volumineux tendu. Dans région inférieure, cicatrice de l'ancienne laparotomie à la gauche de laquelle se trouve un pertuis qui laisse écouler une matière à demi solide, jaunâtre, d'une odeur fétide : plus bas, une autre plaie plus petite. Fluctuation nette à la partie supérieure, tandis qu'à la région inférieure, rénitence, dureté.

*Intervention* — 8 août 1900 (M. Condamin). Laparotomie. Gros kyste avec adhérences au péritoine pariétal libérées facilement. Ponction : liquide purulent. Extériorisation du kyste. Ligature des adhérences vasculaires et épiploïques. Ligature du pédicule. Large résection de la paroi abdominale au niveau de l'ancienne cicatrice. Décollement de la récidive de l'ancien kyste qui se présente sous l'aspect d'un kyste multiloculaire. Suture. Drainage à la Mickulicz. Deuxième jour après l'opération, vomissements, fièvre et mort.


### Observation XLII

(Recueillie dans le service de la clinique gynécologique de Lyon.)

P..., cinquante ans, mariée depuis vingt-deux ans, entrée le 15 juin 1896

*Accouchements.* — Trois enfants, le dernier a quatorze ans.

*Maladies antérieures.* — Péritonite, il y a vingt ans après sa deuxième couche. La malade a senti son ventre grossir depuis huit ans, mais les douleurs n'ont commencé qu'il y a trois ans. Ménopause il y a deux ans. Pas de pertes. Rien autre à signaler.

*Intervention* (17 juin 1896). — Laparotomie. Ponction de 8 à 10 litres de pus. Rupture des adhérences, décortication du kyste. Mickulicz. Sort guérie le 11 juillet 1896.


### Observation XLIII

(Recueillie dans le service de la clinique gynécologique de Lyon.)

V... Anne, quarante quatre ans. Entrée le 5 décembre 1894.

*Antécédents personnels.* — Réglée à seize ans, régulièrement jusqu'au début de l'affection actuelle. Plusieurs érysipèles de la face. Pas de grossesse. Au mois de juillet, entorse et arrêt des règles qui ne reparaissent qu'au mois d'août pour devenir continuelles. Le ventre grossit. Amaigrissement. Au début de novembre, point douloureux dans le côté droit, douleur sourde, constrictive, exaspérée par la pression, sensation de barre dans le bas-ventre. Miction d'abord fréquente, devient plus rare. Pas de constipation. Anorexie. Troubles gastriques depuis plusieurs années.

*Signes physiques.* — Ventre d'une grossesse de neuf mois, dur, douloureux, surtout à la palpation et à gauche. Un peu de fluctuation à droite. Tumeur résistante et immobile. Pas d'albumine dans les urines.

*Intervention*, 17 décembre 1894. — Laparotomie. Kyste biloculaire : grande poche droite avec liquide séreux et petite poche gauche avec liquide purulent. Pédiculisation. Sutures. Sort guérie.

OBSERVATION XLIV
(Recueillie dans le service de la Clinique gynécologique
de Lyon.).

B... P., trente-quatre ans, entre le 13 mars 1900.

*Accouchement.* — Un enfant il y a huit ans.

*Histoire de la maladie.* — Réglée à douze ans régulièrement tous les mois ; il y a quatre mois pertes rouges assez abondantes, la dernière il y a dix jours. Douleurs abdominales vives surtout à gauche, irradiation aux cuisses, mais surtout dans la région lombaire.

Pertes blanches. Dysurie.

*Signes physiques.* — Masse volumineuse débordant dans les culs-de sac.

*Intervention.* — 16 mars (M. Condamin).

Masse à gauche. Ponction et rien.

28 mars. — Incision du cul-de sac postérieur ; liquide hématopurulent. Décollement d'une masse adhérente grosse comme le poing. Pince sur le pédicule, ablation. La masse est constituée par l'ovaire présentant des poches multiples, les unes purulentes, les autres séreuses. Eponge. Sort guérie le 12 avril 1900.

### Observation XLV.

(Recueillie dans le service de la Clinique gynécologique
de Lyon.)

B... Jeanne, vingt-six ans, employée, entre le 22 avril 1902.

*Accouchements.* — Deux, à vingt et un et dix-neuf ans.

Aucun antécédent.

*Etat actuel.* — Règles plus abondantes, non douloureuses.

Pertes blanches depuis un mois. Dans le côté gauche, depuis
deux mois et demi, douleurs qui ont débuté huit à dix jours
après un retard de règles en février. Pas de constipation. Pas de
dysurie.

*Signes physiques.* — Utérus en antéversion, col normal.

Dans le Douglas et par palper bimanuel : à gauche de l'utérus
une masse arrondie rénitente semblant accolée au bord gauche
de l'utérus dont elle semble séparée par un sillon assez net.
Mobilité.

*Intervention.* — 26 avril (professeur Aug. Pollosson). Laparotomie.

Au niveau des annexes gauches, masse du volume d'une mandarine avec adhérences intestinales difficiles à enlever.

Ablation de cette tumeur fluctuante contre laquelle était
accolée la trompe. Dans la tumeur, masse purulente nageant
dans un liquide séreux. Mickulicz.

Guérie le 12 mai 1902.


### Observation XLVI

(Due à Michel, *Bull. médical,* Paris 1900.)

M^me X..., trente ans, entre à l'hôpital le 15 mai 1899.

*Antécédents héréditaires.* — Néant.

*Antécédents personnels.* — En 1896, troubles gastriques; en
1897, douleurs assez vives dans le côté droit durant plusieurs
jours; peu de temps après, elle s'aperçut que son ventre aug-
mentait de volume, on fait le diagnostic de kyste de l'ovaire.

De plus, depuis le 27 décembre 1898, aménorrhée et diagnostic de grossesse ; elle entre à l'hôpital.

*Examen.* — Femme robuste.

Ventre asymétrique : deux saillies séparées au niveau de la région ombilicale par une dépression ; la saillie de gauche plus proéminente que la droite.

*Palpation.* — Deux tumeurs de consistance différente, celle de droite est fluctuante, rénitente; celle de gauche plus dure, sa consistance varie d'un moment à l'autre.

*Toucher.* — Col ramolli. On sent le segment inférieur.

Dans le cul-de-sac latéral droit, la palpation bimanuelle permet de reconnaître une masse en continuité avec la tumeur presque à droite, d'une consistance ferme et élastique.

Diagnostic de grossesse est certain.

Mais à côté, il y a une autre tumeur qui est un kyste de l'ovaire.

*Intervention.* — (Professeur Gross). Kyste suppuré, adhérences à l'épiploon ; appendice adhérent par son extrémité en arrière du kyste. Comme l'utérus saignait beaucoup après l'ablation des adhérences, on pratique l'opération césarienne par le procédé de Porro. On ne résèque pas l'appendice pour abréger l'opération. Six semaines après, guérison.

*Examen bactériologique.* — (M. Thiry).

1° Examen direct : Très nombreux bacilles mobiles à gram négatif;

2° En cultures : Cultures typiques de *Bacterium coli* sur gélatine.

« Le bacille acidifie les milieux glucosés, fait fermenter la lactose, donne de l'indol dans une solution de peptone à 2 pour 100, pousse à 42 centigrammes en bouillons phéniqués. »

OBSERVATION XLVII

(Due à Michel, *Bull. médical*, Paris, 1900.)

M^me V..., vingt-huit ans, entrée le 24 juin 1899.

*Antécédents héréditaires.* — Néant.

*Antécédents personnels*. — Il y a deux ans, douleurs abdominales assez vives, plus marquées du côté droit, nombreux vomissements. Fièvre.

*Etat actuel*. — Malade pâle, vomissements,

Pas de température, ventre gros, douloureux.

A gauche, petite tumeur dure du volume d'une orange.

*Toucher*. — Col dur, orifice entr'ouvert. Culs-de-sacs effacés par deux masses qui semblent indépendantes de l'utérus.

*Intervention*. — (Professeur Gross), ablation de l'ovaire gauche kystique. A droite, kyste du volume d'une tête d'enfant, adhérent en arrière avec les anses intestinales, en haut avec l'appendice. Résection de l'appendice, ablation du kyste. Le kyste droit était suppuré.

*Examen bactériologique*. — Aucune espèce microbienne, rien par les cultures.

*Examen histologique* :

Des deux côtés c'étaient des kystes dermoïdes de l'ovaire. Parois infiltrées de cellules embryonnaires, avec vaisseaux néoformés; du côté externe, ces cellules embryonnaires forment des traînées se prolongeant en dehors du côté d'une petite masse dure, du volume d'un appendice, masse très vasculaire. C'est en effet l'appendice atteint de sclérose. Au milieu des fibres musculaires de la paroi et des travée conjonctives interstitielles, on trouve des lymphatiques gorgés de leucocytes et des abcès microscopiques.

## Observation XLVIII

(Due à Michel, *Bull. médical*, Paris, 1900.)

M^me N..., qnarante-neuf ans, entrée le 30 juillet.

*Antécédents*. — Néant.

*Histoire de la maladie*. — Début il y a trois ans par des pertes sanguines. Il y a deux ans, coliques dans le flanc droit, mais diminution des pertes. Depuis plusieurs mois, douleurs, anorexie, vomissements, amaigrissement considérable.

*Examen*. — Ventre asymétrique.

*Palpation.* — Masse dure occupant les deux flancs et la ligne médiane.

*Toucher.* — Masse dure adhérente à l'utérus, bombant dans les culs-de-sac.

*Hystérimétrie.* — Cavité utérine : 18 centimètres.

Diagnostic de fibrome utérin.

*Intervention.* — Utérus fibromateux ; en arrière, kyste à parois épaisses, très tendu, adhérence à l'épiploon, à l'appendice qui était accolé au kyste sur toute sa longueur. Résection de l'appendice. Enucléation du kyste inclus dans le ligament large, au-dessous de lui et en arrière, nouveau kyste tendu, inclus également.

Utérus enlevé par le procédé de Delagenière. Drainage par le vagin. Tamponnement à la Michulicz.

*Examen du kyste droit suppuré.*

*Examen direct.* — Leucocytes polynucléaires, pas de microbes.

En cultures, rien.

Il s'agit d'un kyste en tous cas purulent, autrefois microbien à bacilles accolés morts ou à bacilles anaérobiés, appendice malade.


OBSERVATION XLIX

(Personnelle à M. Pollosson, due à son obligeance.)


M^me A..., quarante-trois ans.

Toujours bonne santé, jamais de maladie importante. Mariée à vingt-deux ans, elle a eu une fille actuellement âgée de vingt ans, et n'a pas eu d'autre grossesse depuis ce moment. Il y a quatre ou cinq ans, elle a eu des règles un peu augmentées comme quantité et un peu traînantes, mais elle ne fut pas à cette époque examinée au point de vue gynécologique. La malade est veuve depuis deux ans.

Au mois de décembre 1901, elle fut prise brusquement et en dehors de la période menstruelle d'un accès fébrile avec quelques troubles digestifs mal caractérisés : langue blanche, diminution de l'appétit, un peu de sensibilité générale du ventre. La malade dut s'aliter et, au bout de deux jours, fit venir un médecin, lequel constata de légères élévations de la température et fit le diagnostic d'un état grippal. La température ne fut pas à cette phase prise régulièrement.

Pendant que la malade était au lit survint la période des règles. A ce moment, le ventre devint un peudouloureux et l'écoulement menstruel se prolongea environ huit jours. Dans les jours qui suivirent, le ventre devint plus sensible et légèrement augmenté de volume surtout dans la zone sous-ombilicale, mais à aucun moment il n'y eut de véritables douleurs abdominales. Vers le milieu de janvier. M. Aug. Pollosson fut appelé en consultation. L'examen local montra que le ventre était un peu augmenté de volume, sensible à la pression, surtout dans la région sous-ombilicale. Par le toucher vaginal, combiné au palper, on constata l'existence d'une tuméfaction de forme ovoïde, siégeant dans la partie inférieure de l'abdomen au-dessus du pubis et dirigée transversalement. La limite supérieure restant ainsi à trois travers de doigt au-dessous de l'ombilic, dans le sens transversal, la tumeur s'étendait de la fosse iliaque droite à la fosse iliaque gauche; sa partie inférieure plongeait dans le bassin, mais peu profondément; le col utérin siégeait vers la partie postérieure de la tuméfaction sentie et il était impossible de la suivre et d'apprécier la situation exacte du corps utérin.

Le diagnostic paraissait impossible pour les raisons suivantes : 1º la consistance de la tumeur permettait de penser soit à un kyste très tendu, soit à une tumeur, solide, ou encore à une poche remplie par des caillots; 2º le ventre était douloureux dans la région correspondante à la tumeur de sorte que la palpation y était rendue difficile par la résistance involontaire de la malade et les contractions musculaires. Ces conditions augmentaient la difficulté d'appréciation sur la consistance; 3º il était non seulement impossible d'apprécier la situation du corps utérin, mais de savoir si l'utérus était indépendant de la tumeur perçue ou se confondait avec elle.

Un second examen fut pratiqué une semaine après le premier; dans cet intervalle on avait pris régulièrement la température de la malade et constaté une petite élévation le soir entre 38º.

et 38°5. En outre, on eut soin de provoquer par des laxatifs et des lavements une évacuation complète de l'intestin. — Le ventre étant un peu plus souple et un peu moins sensible, il fut possible de constater que la tumeur sentie était rénitente et constituée par une poche à parois probablement épaisses et avec une tension importante du contenu. Il s'agissait donc d'un kyste et non pas d'un fibrome ou d'une tumeur solide de l'utérus et la tension du kyste, sa consistance presque dure fit penser à un kyste dermoïde en même temps que les manifestations fébriles faisaient admettre comme possible l'infection ou la suppuration du kyste constaté.

L'opération fut décidée et pratiquée fin janvier.

*Laparotomie.* — On constate l'existence d'un kyste de forme oblongue, implanté par une large surface dans le ligament large droit, l'utérus se trouvant refoulé en arrière et à gauche de la tumeur principale. Le contenu de ce kyste ponctionné était du pus, homogène et crémeux; le kyste n'est pas pédiculé, on le décortique du ligament large et on le sépare par clivage. Pendant l'opération, la protection du péritoine et des intestins contre le pus du kyste ponctionné et déchiré a semblé douteux, aussi considère-t-on comme plus prudent d'établir un drainage à la Mickulicz dans la loge du kyste décortiqué et de fermer l'abdomen, sauf à la partie inférieure où l'on établit ainsi une soupape de sûreté.

La mèche fut enlevée deux jours après, le sac cinq jours plus tard, la cicatrisation définitive demanda quinze à vingt jours au bout desquels la malade est sortie guérie de la Maison de Santé. — Dans ce cas, bien que l'examen histologique n'ait pas été fait, on put affirmer que les parois du kyste étaient celles d'un kyste dermoïde.


OBSERVATION L

(Personnelle à M. Pollosson, due à son obligeance.)

M. T. ., vingt ans.

A eu une enfance maladive avec des manifestations répétées de chlorose et d'anémie,

Les règles peu régulières, entre quatorze et dix-huit ans, sont devenues à peu près normales depuis deux ans, la menstruation n'a jamais été douloureuse. Aucune affection abdominale.

Mariée au mois d'août 1901, elle eut ses époques normalement au commencement du mois de septembre; quelques jours plus tard sans cause occasionnelle appréciable, la malade fut prise brusquement, dans la journée, d'une crise de douleurs abdominale siégeant particulièrement à droite. Cette crise força la malade à s'aliter. Le lendemain, retour d'une douleur semblable, mais plus persistante, ballonnement du ventre, nausées, quelques vomissements. On fait appeler un médecin qui pensa à une poussée d'appendicite et institua un traitement médical.

Au bout de quinze jours environ, l'état douloureux du ventre restant stationnaire, un second médecin appelé pensa, après examen, que le diagnostic d'appendicite n'était pas certain et conseilla d'amener la malade à Lyon pour la montrer à un chirurgien.

La malade fut montrée d'abord à un médecin qui fut frappé d'une douleur à la pression réveillée dans la fosse iliaque droite et pensa à une lésion péri-appendiculaire. M. Auguste Pollosson fut appelé à voir cette jeune malade, il constata que le ventre était ballonné, douloureux, tendu, particulièrement sensible dans la fosse iliaque droite, mais le toucher vaginal et le toucher rectal combinés à la palpation firent constater l'existence d'une poche liquide, tendue, qui remplissait le bassin, remontait à quelques travers de doigt au-dessus du pubis, présentant dans son ensemble un volume un peu supérieur à celui d'une tête fœtale. L'utérus se trouvait déplacé et refoulé en avant et à droite, c'est dans ce point d'ailleurs que la palpation abdominale était plus particulièrement douloureuse. M. Pollosson fit dès le premier examen le diagnostic de kyste du ligament large avec suppuration probable. Malheureusement la malade était dans un état général mauvais, pâle, affaiblie, lassée aussi par le long voyage qui l'avait amenée à Lyon, aussi on retarda de trois ou quatre jours l'opération décidée; ce retard eut pour motif : 1° le désir de constater la température de la malade ; 2° le besoin de lui accorder un certain repos avant d'entreprendre l'opération. Ce retard fut un grand malheur, car deux jours avant la date fixée pour l'opération, il se fit par le rectum une évacuation de pus, indiquant bien nettement l'ouverture intestinale de la collection suppurée. Cette ouverture devait être petite, car la collection reprit bien vite sa tension et, le 20 octobre 1901, la malade fut opérée.

*Laparotomie.* — Pas de péritonite. Adhérences légères de l'épiploon à l'entrée du bassin ; l'épiploon soulevé, on constate le dôme d'un kyste qui est ponctionné, puis attiré au dehors ; le contenu était franchement purulent de couleur jaune non fétide, le kyste n'a pas de pédicule, il siège dans le ligament large et on procède avec précaution à sa décortication, préoccupé surtout de découvrir l'orifice de l'ouverture intestinale. On constate, en effet, une petite perforation, large de quelques millimètres seulement paraissant siéger sur le gros intestin, il n'est pas possible de préciser d'une manière exacte la portion du gros intestin où siège cette perforation. L'orifice intestinal est oblitéré par une suture soignée avec des fils de soie ; quant à la loge de décortication du kyste, elle est traitée de la manière suivante : 1° Contre-ouverture au point déclive et établissement d'un drainage abdomino-vaginal ; 2° tamponnement à la Mickulicz. Fermeture de la partie supérieure de la plaie abdomninale.

La poche du kyste enlevée présente l'aspect d'un kyste dermoïde, mais pas d'examen histologique.

Le soir même de l'opération, la température antérieurement élevée tomba à la normale et resta telle pendant les premiers jours. La mèche, puis le sac du Mikulicz, furent extirpés dans la première semaine ; les choses marchaient d'une façon très satisfaisante jusqu'au dixième jour ; le pansement parut souillé par du liquide d'origine intestinale. On constata l'apparition d'une fistule intestinale, cette fistule, difficile à percevoir, s'agrandit progressivement et ne tarda pas à laisser passer les matières intestinales solides. Cette fistule, s'ouvrant dans la cavité du ligament large d'où le kyste a été extirpé, infecta immédiatement cette cavité et les matières fécales sortirent à la fois par la plaie abdominale et par le drainage vaginal.

On espéra tout d'abord que la perforation intestinale s'oblitérerait spontanément et on se préoccupa surtout de l'état général de la malade, lequel alla tout d'abord en s'améliorant nettement, mais vers la fin du mois de novembre et dans le commencement du mois de décembre des complications locales apparurent : tantôt c'était la poche du kyste qui se remplissait de matières fécales et qu'il était difficile de nettoyer, tantôt c'était le bout inférieur du gros intestin qui se laissait distendre par des matières fécales dures qu'il était incapable d'expulser. En même temps, l'état général commença à souffrir et la température se mit à remonter. La malade, nerveuse et indocile se prêtait très mal aux nettoyages locaux, qui étaient douloureux, et se prêtait plus mal encore aux explorations nécessaires pour étudier la situation et la direction des orifices intestinaux dans la cavité opératoire.

Ces raisons rendirent, pour ainsi dire, impossible une décision opératoire ayant pour but de restaurer l'intestin perforé Il était, d'ailleurs, très difficile de choisir une conduite chirurgicale.

Dans cette phase d'hésitation survinrent des accidents pulmonaires infectieux qui vinrent compliquer et aggraver la situation ; à plusieurs reprises, la malade éprouva brusquement de la dyspnée et un point de côté ; la température s'élevait, des crachats hémoptoïques apparaissaient et il s'agissait d'un infarctus pulmonaire dont l'origine devait être évidemment cherchée dans les veines avoisinant le champ opératoire. De nouvelles embolies et de nouveaux infarctus se produisant dès que la malade semblait un peu mieux, il fut impossible d'entreprendre une nouvelle opération ; la malade s'affaiblit progressivement et succomba dans les premiers jours de mars 1902.

OBSERVATION LI

(Personnelle à M. Pollosson, due à son obligeance.)

Mlle B..., vingt ans, célibataire.

Réglée à treize ans, toujours régulièrement ; toujours excellente santé. Grande, bien développée.

Au mois d'octobre 1900, cette jeune fille fit un voyage à Paris, et après quelques jours de fatigue par une marche excessive, elle fut prise brusquement de douleurs aiguës, siégeant dans le bas-ventre et particulièrement à droite, douleurs qui s'accompagnèrent de vomissements, de ballonnements du ventre et d'élévation légère de la température.

Un médecin, appelé en consultation, porta le diagnostic d'appendicite; il institua un traitement médical (glace) et les accidents ayant diminué au bout de quelques jours, la malade put revenir à Lyon dans sa famille.

Les accidents cessèrent d'être aigus, mais ne disparurent pas; les vomissements disparurent; toutefois, l'appétit resta presque nul; le ballonnement du ventre tomba, mais l'abdomen resta sensible et douloureux à la pression dans la région inférieure. Une constipation très difficile à combattre s'établit. La température, encore un peu élevée dans les premières semaines, rentra dans la normale.

Le diagnostic devenait difficile à établir; l'idée d'une poussée d'appendicite semblait s'imposer moins qu'au début, et l'on pensa surtout à la possibilité d'une péritonite tuberculeuse.

Au mois de décembre, un chirurgien fut appelé en consultation; la malade était alors très amaigrie; elle avait une constipation très prononcée; le ventre était distendu. On sentait dans l'abdomen, et surtout dans les flancs, des masses dures, mobiles, du volume d'une noix, masses qui purent être prises pour des ganglions néoplasiques.

Pour l'examen du pelvis, impossible de recourir au toucher vaginal, la jeune malade étant vierge. Par le toucher rectal, on constate la présence d'une tumeur qui peut être de consistance solide et fait corps avec l'utérus.

On fit donc le diagnostic de tumeur maligne de l'utérus et on interpréta les masses abdominales comme des ganglions ou des noyaux de généralisation péritonéale. On conclut donc à l'absence de toute intervention chirurgicale.

Au mois de janvier, la malade, plus amaigrie, fut examinée par un second chirurgien qui, influencé sans doute par le diagnostic précédemment porté, pensa encore à une tumeur maligne dont les noyaux abdominaux étaient dus à une générasation.

La malade alitée, souffrant surtout de sa constipation opiniâtre, s'alimentant à peine, était dans un état tout à fait squelettique, lorsque, au commencement de mars 1901, elle fut vue par M. Aug. Pollosson.

Le jour de la visite en question, la malade n'était pas allée du ventre depuis quarante jours; le ventre était ballonné et l'on sentait presque partout des masses dures du volume d'une noix, mais il ne fut pas difficile de les interpréter comme des scybales durcies et non pas comme des ganglions ou des masses néoplasiques.

L'examen par le toucher rectal montra que le pelvis était rempli par une tumeur très tendue, mais rénitente, laquelle dépassait évidemment en haut, le niveau du détroit supérieur et, par une pression dans la zone sous-ombilicale, on transmettait une impulsion au doigt placé dans le rectum. M. Pollosson constatant qu'il s'agissait non pas d'une tumeur solide, mais d'une poche très tendue, fit le diagnostic de kyste de l'ovaire ou du ligament large et pensa qu'il fallait interpréter les accidents du début soit par une torsion du pédicule, soit par la suppuration d'un kyste.

Dans ces conditions, il proposa une intervention immédiate malgré l'état de maigreur extrême et de faiblesse de la malade. L'intervention fut acceptée et pratiquée le 10 mars 1901.

Des lavements huileux profonds donnés la veille et l'avants veille de l'opération avaient amené l'expulsion de matières fécales très abondantes et diminuer sensiblement les masses indurées qu'on avait senties.

*Laparotomie médiane* — On constate qu'il n'y a point de péritonite; l'utérus est refoulé fortement en avant par un kyste tendu qui descend dans le bassin et remonte dans l'abdomen; le volume total est à peu près celui de deux têtes fœtales superposées. Ce kyste est ponctionné; il s'écoule un pus crémeux, non odorant. La poche est attirée au dehors, mais partiellement. On constate qu'il n'y a pas de pédicule et que le kyste est contenu dans le ligament large gauche. Le kyste est énucléé par clivage et deux poches successives, toutes deux à contenu purulent, sont enlevées ; il reste alors une cavité de décortication très profonde ; on établit un drainage abdomino-vaginal avec un drain volumineux, puis un tamponnement de la loge avec de la gaze iodoformée suivant la méthode de Mickulicz. La partie supérieure de la plaie abdominale est suturée sur trois plans.

.Suites opératoires bonnes. Le tamponnement est enlevé au bout de cinq jours ; le drain abdomino-vaginal est remplacé par des drains plus petits, puis définitivement enlevé au bout de quinze jours ; la plaie est à peu près complètement cicatrisée au bout de trois semaines. La malade quitte la Maison de santé au bout d'un mois.

Les phénomènes les plus remarquables de la période post-opératoire et de la convalescence ont été : 1° l'évacuation pendant les premiers jours d'une quantité phénoménale de matières intestinales accumulées depuis longtemps ; 2° le développement immédiat d'un appétit vraiment excessif, nécessitant, quelques jours après l'opération une alimentation abondante toutes les trois ou quatre heures, jour et nuit.

La malade a repris rapidement embonpoint ; il persiste seulement une très légère tendance à l'éventration dans la partie inférieure de la cicatrice abdominale.

# CONCLUSIONS

I. Pendant longtemps la suppuration des kystes de l'ovaire n'a été que signalée par les auteurs et ce n'est que depuis quinze ans environ que gynécologues et chirurgiens s'attachent à l'étude de cette complication.

II. La suppuration des kystes de l'ovaire peut être due :

1° *A des causes externes :* ponction favorisée par des causes *adjuvantes*, telles que traumatisme, torsion du pédicule, hémorragie intra-kystique, dégénérescence des parois, menstruation.

2° *A des causes de voisinage :* cette voie se divise en deux : *voie génitale* et *voie péritonéo-intestinale*.

3° *A une cause générale :* c'est-à-dire à l'*auto-infection*.

III. L'aspect clinique des kystes suppurés peut revêtir deux formes principales : une forme aiguë que nous appellerons *type péritonéal*, une forme chronique que nous appellerons *type cachectique* ; à côté de ces deux formes il y a place pour une forme *subaiguë*, mixte.

Au point de vue clinique on peut encore distinguer :

1° Les cas où le kyste étant connu, on voit évoluer les accidents inflammatoires.

2° Les cas où les accidents suppuratifs donnent une symptomatologie à des kystes antérieurement méconnus. Cette dernière catégorie comporte des difficultés particulières de diagnostic.

Ces kystes suppurés ont un pronostic grave, sinon fatal, suivant qu'ils s'ouvrent à la peau, dans un organe voisin ou dans la cavité péritonéale.

IV. Il y a donc urgence à poser rapidement le diagnostic en éliminant les autres accidents que peuvent présenter les kystes de l'ovaire : torsion du pédicule, gangrène des parois, ou les affections des organes voisins : péritonite, appendicite, occlusion intestinale et même hydronéphrose.

La conduite à tenir est l'intervention immédiate : on énuclée le kyste ou, si la poche est adhérente, on la marsupialise ou on établit, soit un pansement à la Mickulicz, soit un drainage abdomino-vaginal.

# BIBLIOGRAPHIE

BANTOCK, Suppuration of ovarian cyst after delevery two tappigs (Obst. J. Gr. Brit. Londres, 1876, pp. 798-803).

BOINET, Traité de gynécologie, 1877.

BOUILIY, De la suppuration des kystes de l'ovaire (La Gynécologie, Paris, 5 juin 1896, p. 195).

CABANIOLS, thèse de Paris 1896. Les kystes tubo-ovariens.|

CHÓGNON, thèse de Lyon, 1893, 1894.

DE COURTY, Traité de gynécologie, 1879.

DELAGENIÈRE, De l'appendice dans les affections de l'utérus et des annexes (Gynécologie, Paris 1900, pp. 506-512).

DELBET, Traité des suppurations pelviennes, 1891.

DEMARQUAY, Kyste de l'ovaire adhérent à la paroi abdominale renfermant un liquide fétide et des gaz (Bull. gaz. de thérap. Paris, 1870, p. 86).

DESPRÈS, Kyste de l'ovaire uniloculaire enflammé (Gaz. Hôpitaux Paris, 1864, p. 14).

DE VOE, Suppurating ovarian cyst. Puncture. Drainage. Partial. Recovery (Ann. J. Obst. N.-Y. 1864, p. 1286-1289).

FÉRAUD, Contribution à l'étude des kystes suppurés de l'ovaire (thèse de Bordeaux, 1896, 1897).

GALLEZ, Traité de gynécologie, 1873.

GILLETTE, Case of suppuration of an ovarian cyst. with rupture into the intestine (Ann. J. Obst. N.-Y., 1878, p. 758-763).

GOSSELIN, Inflammation et suppuration d'un kyste de l'ovaire (Gaz. Hôpitaux Paris, 1869, p. 385).

GREENE-CUMSTON, Ann. J. of Obst., 1898, p. 630-647 (Analyse dans la revue de gynécologie, mai, juin, 1899, p. 498).

HEINRICIUS, Suppuration des kystes de l'ovaire (Annales de gynécologie, avril 1897, p. 257).

HORTELOUP, Kyste uniloculaire de l'ovaire droit. Suppuration et guérison en trois ans (Bull. et mém. de la Soc. de chirurgie de Paris, 1885, p. 292).

LAIR, thèse de Lyon 1892. Rupture des kystes de l'ovaire.

LAWSON-TAIT, Traité des maladies des ovaires, 1879.

LHONNEUR, Un kyste pileux suppuré de l'ovaire (Bull. Soc. anat. de Paris, 1856, pp. 158-164).

MANGOLD, thèse de Bâle 1895.

MARTIN, Krankheiten der Eierstöcke Leipzig, 1897.

MEYER, Kyste de l'ovaire contenant des gaz (Gazette des Hôpitaux de Paris, 1860, p. 606).

MICHEL, Appendice et suppuration des kystes de l'ovaire (Etoile Médicale, Paris-Boulogne, 1900, p. 1-11 ; Bull. Médical, Paris, 1900, p. 1165-1169).

NÉLATON, Kyste suppuré de l'ovaire rompu dans la fosse iliaque et dans l'intestin (Bull. Soc. anat. de Paris, 1855, p. 463-466).

OLSHAUSEN, Deutsche Chirurgie Stuggart., 1886, p. 103.

PÉAN, Leçons de clinique chirurgicale, 1888-90-92-94.

POZZI, Traité de Gynécologie.

— Origine intestinale de certaines oophéro-salpingites (Société de Chirurgie, 1900).

RAIMONDI, Les kystes du ligament large (Th. Paris, 1895-1896).

SPENCER-WELLS, Traité de gynécologie, 1883.

THIRIAR, Kyste dermoïde suppuré (Presse Médicale Belge, Bruxelles, 1887, p. 169-173).

TIXIER, Appendicite pelvienne à forme d'occlusion intestinale et kyste de l'ovaire avec torsion du pédicule à forme d'appendicite à répétition (Lyon Médical, 1900, p. 445-450).

Treub, Appendicite et paramétrite (Revue de gynécologie, 1897, p. 267).

Trépan, Kyste de l'ovaire. Inflammation des parois (Gaz. Méd. de Picardie-Amiens, 1884, p. 168).

Tuffier, Revue de gynécologie, 1899, p. 235.

Vautrin, Revue de gynécologie, 1898,

Wallen-Williams, Méd. N. Y., 1898, p. 486.

# TABLE DES MATIÈRES




Lyon. — Imp. A. Rer, 4, rue Gentil. —3 1737.

www.ingramcontent.com/pod-product-compliance
Ingram Content Group UK Ltd.
Pitfield, Milton Keynes, MK11 3LW, UK
UKHW022327070726
13614UKWH00002B/990